JN237388

医者とおかんの「社会毒」研究

「医学不要論」の暮らし方

Tokyo DD Clinic院長、内科医
内海 聡 著
めんどぅーさ マンガ

プロローグ

◉あらゆる現代病の根源「社会毒」

本書のメインテーマは社会毒です。社会毒とは、人間社会が作り出した、本来の生物世界に反する物質の総称です。本来、人が食べたり使ったりしなかった物質、そしてそれが人体に悪影響をもたらす物質と考えていただければいいでしょう。

私は、これらがあらゆる現代病の根源となっていると考えています。もし、これら社会毒がきちんと規制され、われわれに影響を及ぼさなくなれば、少なくともわれわれのほとんどは現代病にはならないでしょう。それは歴史を見れば明らかなことです。

社会毒について指摘をすると、多くの人が「食べるものがない」とか、「現実的ではない」などと言います。そのとおりです。そうせざるをえないように、私たちは追い込まれ、食べるべきではないものを平気で食べさせられているのです。

にもかかわらず、人々は完全に洗脳され、状況を変える意志を持たず、「しょうがない」と諦観《ていかん》に支配されています。

あるいはまた別の人は、それらの物質の安全性について訴えてくるかもしれません。彼らはその根拠や科学性を示すかもしれませんが、それ自体に意味はありません。なぜならその社会毒の安全性に対する根拠や研究などがすでに捏造《ねつぞう》であるからです。もはや今の科学は信用に値するものではないのです。科学だけではなく、歴史や統計や裏事情を含めて、トータルに判断できるようにならねばなりません。

◉「グーミン」って、どんな人？

この本には「グーミン」という言葉が出てきます。読んで字のごとく、「愚民」と「ムーミン」をかけた造語で、愚民という言葉は直接的すぎてウイットに欠けるので、もう少しソフトでかわいらしいネーミングにしようという流れの中、私のフェイスブック上で生まれました。ただ、やはりこのグーミンには揶揄《やゆ》が込められており、現代の日本人はバカにされるに値するという考えを内包しています。

グーミンは自分で調べるということを徹底的にしません。人を理解しないのに、人には理解されたいと熱望します。自分のやったことをすぐ人のせいにし、被害者面をするのが得意です。そのくせ権威に対しては奴隷的なまでにつき従います。たとえば、この世にあふれる社会毒に対し、「そんなこと言ったって仕方がない」とあきらめることはまさにグーミンそのものです。多くの日本人はグーミンと化していますが、自分がグーミンであることを認めません。彼らは調べ考え行動するのではなく自分のガラスのプライドを守ることにしか興味がないからです。

本書をきっかけに、一人でも多くの人がグーミンから脱出することを願っています。グーミンは自覚することとさえできれば一秒で脱出可能なのですから。

◉本書の重要な意図

本書は『大笑い！精神医学』でタッグを組んだめんどぅーささんとの出版第2弾であり、内容的には「社会毒」を中心に、拙著『医学不要論』を噛み砕き、なるべくわかりやすく意識して書きました。じつはこのように噛み砕いて伝えるというのは、重要な意図がある反面、ある種のさびしさもあるのです。

まず重要な意図とはなんであるか？　これは子どもやお年寄りでも読みやすくするためです。とくに今回は精神医学に特化した内容ではなく、健康や食にまつわる、日常生活に密着したテーマを取り扱っています。本来これは未来を担うべき子どもたちこそが知っておかねばなりません。そうした点において、この本は小学校高学年から高校生くらいの学生たちが、一気に読み通せることをイメージして書きました。

では、さびしさとはなんでしょう？　それは最近の大人は本を真面目に通読することが減ってしまったということです。これはこの国の衰退と無関係ではないと思います。

確かにインターネットは日々進化して多様な情報は配信されていますが、書物の利点は著者の考えを追いながら整理してものを考えることに寄与するという点です。書物自体は定食一回か二回分のお金でしかないのに、現代の大人たちはそのお金をケチって、ブランドものなど生きることに関係のないものにせっせとつぎ込んでいるように見えます。これが生物としてまっとうな姿なのか、私は日々疑問に思っています。

政治も経済もグローバリズムと寡占化《かせん》が荒れ狂うこの世の中で、いったい人々はどのようにしてこの世界を立て直せばよいのか？　それは私にもわかりません。

しかし今、大人たちが自分たちのすべてを反省し、自分たちの非を認めて行動しなければ、何一つ進展のないまま、この地球は完全に腐っていくことになるでしょう。それは私の望むところではなく、私は一人になってもそれに抗する活動を続けなければなりません。

こんなことを言うとめんどぅーささんに失礼ですが、この本はしょせんマンガかもしれません。それでも何千人か何万人かに何らかの影響を与えることができれば、この日本や世界全体についての変化のきっかけにはなるかもしれません。そんな考えを込めて本書を書きましたし、またそのように考えて活動している方はほかにも多数おられることでしょう。ぜひこの本だけでなく、そのような方々の声に耳を傾けてほしいと願っています。

最後に、いつもどおりわが妻と娘に感謝の意を表して「プロローグ」とさせていただきます。

医者とおかんの「社会毒」研究◉もくじ

プロローグ

第1章 それでもワクチン打ちますか？

第2章 砂糖と牛乳にまつわる大きな誤解

第5章 口から皮膚から浸み込む、有害化学物質

第6章 食卓の危険を嗅ぎ分けよう

第7章　野放し電磁波は何をもたらすのか

第8章 だからあなたは健康になれない

第9章 社会毒を避ける＆排毒する技術

エピローグ

装幀◉栗屋寿（ＭＩＰ） 図版作成◉二神さやか

本書に登場する人たち

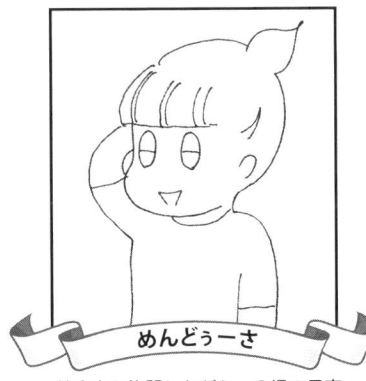

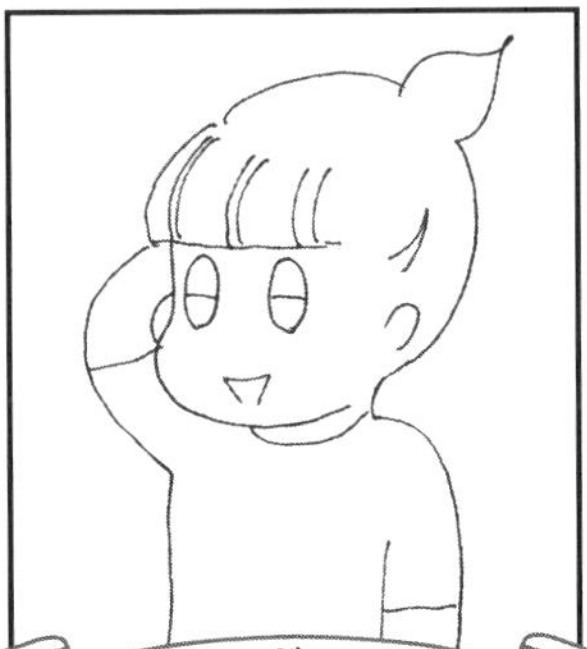

めんどぅーさ

社会毒と格闘しながら、３児の子育て中。日々マンガを描き続けるフツーの（?）主婦です。

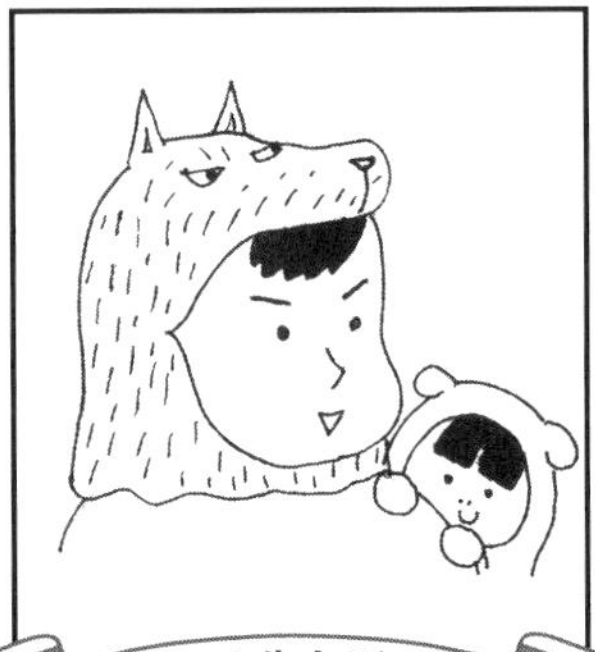

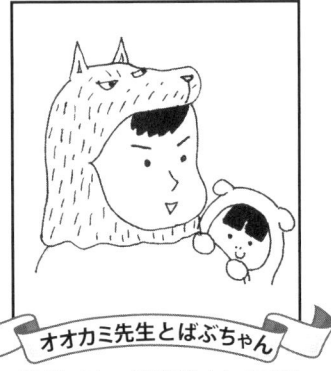

オオカミ先生とばぶちゃん

著者なのに、登場回数少なくて悲しい…。なんでオオカミなのかは『大笑い！精神医学』を参照。

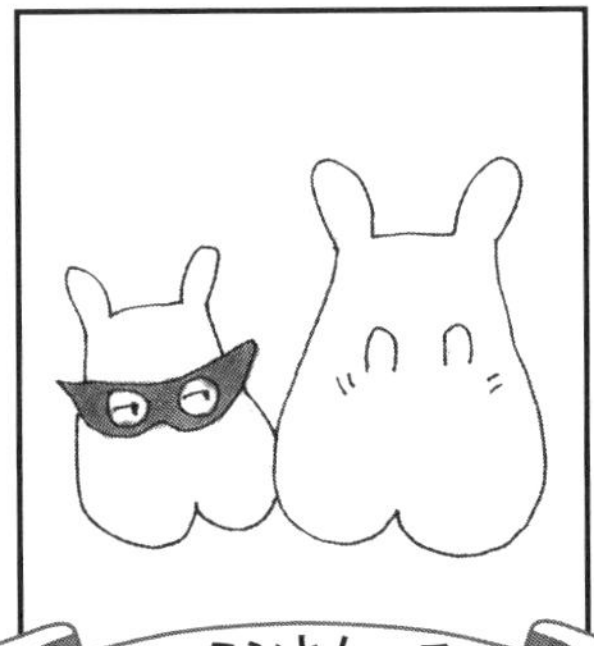

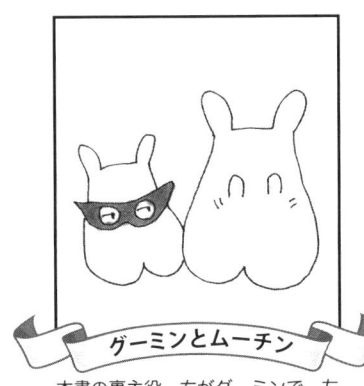

グーミンとムーチン

本書の裏主役。右がグーミンで、左がムーチン。仲良しです。トクホ大好きです。

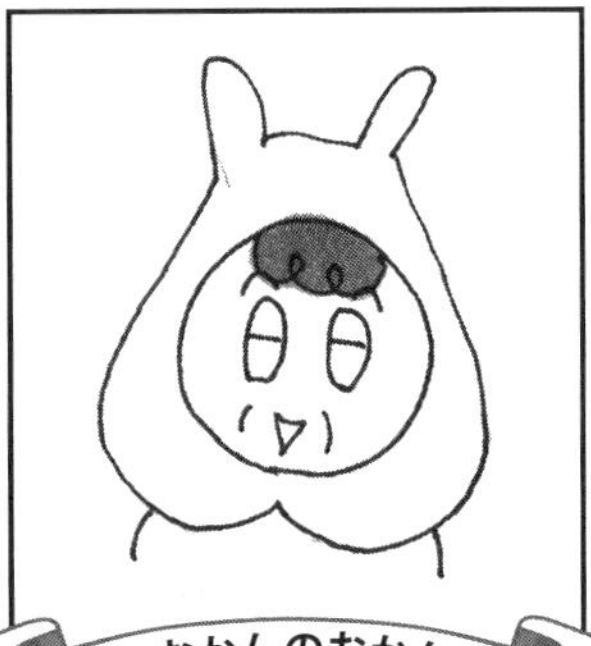

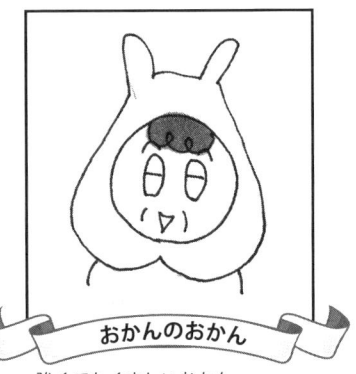

おかんのおかん

強くてたくましいおかん。
社会毒？　気にしません！

医者とおかんの「社会毒」研究

第1章 それでもワクチン打ちますか？

なぜ危険性の少ない子宮頸ガンにワクチンを打つの？

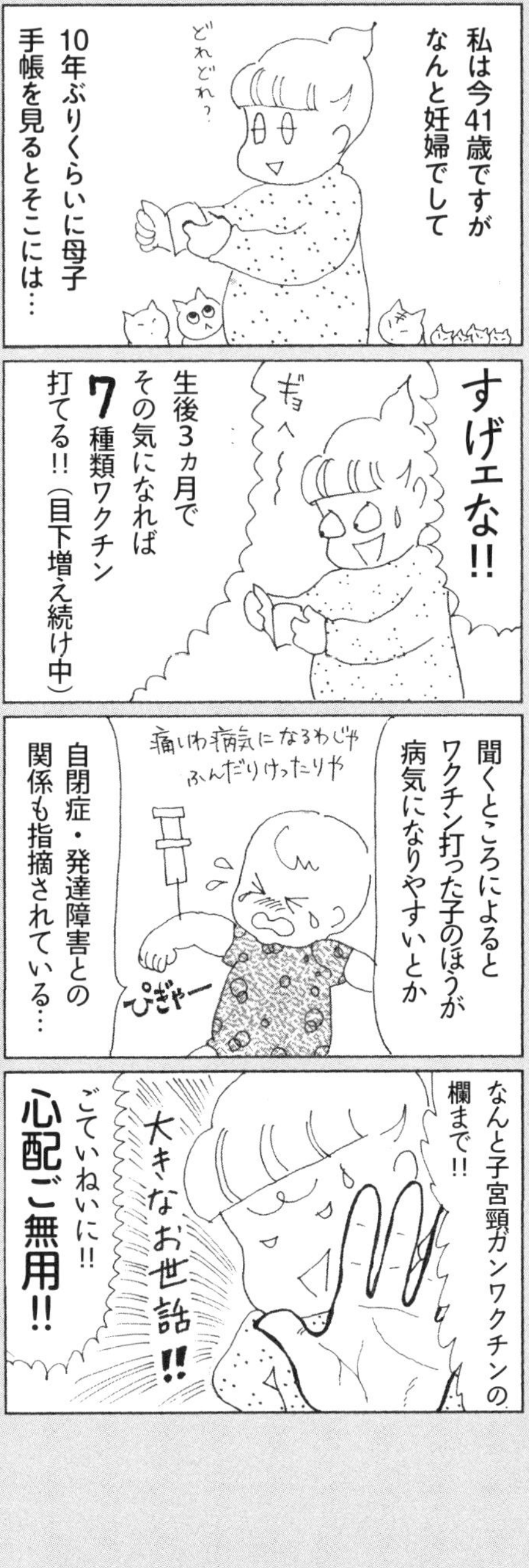
私は今41歳ですが
なんと妊婦でして
どれどれ？
10年ぶりくらいに母子手帳を見るとそこには…
すげェな!!
ギョへ
生後3ヵ月で
その気になれば
7種類ワクチン
打てる!!（目下増え続け中）
聞くところによると
ワクチン打った子のほうが
病気になりやすいとか
痛いわ病気になるわじゃ
ふんだりけったりや
自閉症・発達障害との
関係も指摘されている…
ぴぎゃー
なんと子宮頸ガンワクチンの
欄まで!!
ごていねいに!!
大きなお世話!!
心配ご無用!!

ワクチンについて日本でも遅ればせながらその危険性が叫ばれるようになってきました。ここでは、ワクチンを否定する理由について考えてみましょう。

たとえば、「ワクチンの成分として水銀やアルミニウムが含まれている」からダメなのでしょうか？　もちろんそれも理由の一つではありますが、水銀を含んだ商品は他にもありますし、ワクチンに含まれる水銀がすさまじい量というわけではありません。ここに「ワクチンの罠」があるのですが、ワクチン問題を陰謀論のような話だけで語っても仕方のないことで、医学論と背景論との双方から考える必要があります。

ここでは子宮頸ガンワクチンを例にとって考えてみます。医学論からいえば、まず子宮頸ガンが本当に死に至る病気であるかどうか考えることが重要です。私自身は病気誘導になる検診にも反対ですが、仮に検診を肯定するとして、子宮頸ガンは検診でもっとも見つかりやすいガンの一つであり、きちんと治療すればちゃんと治るガンとされています。

子宮頸ガンはHPV(ヒトパピローマウィルス)というウイルスによって発ガンするとされていますが、HPV感染してもそのほとんどは自然消滅してしまい、ガンに発展するのはわずか0・1~0・15%以下とされているのです。その程度の可能性にもかかわらず、どうしてさまざまな有害性がいわれているこのワクチンを打つ必要があるのでしょう。

こうした「対策」の前に、しっかりとした性教育が重要なのは言うまでもないことです。予防という名のもとに毒物を投与するなど、予防の本質そのものから外れています。

アメリカの医療ジャーナリストで自然療法家であるマイク・アダムスは、これらのワクチンはむしろその病気の発症率を増やす可能性があると警告しています。私も一理あると思っています。そもそも子宮頸ガンワクチンについては、リスク(危険可能性)とベネフィット(利益)の観点からいっても、まったくバランスの取れない話なのです。

ワクチンに入っている保存剤「チメロサール」の正体

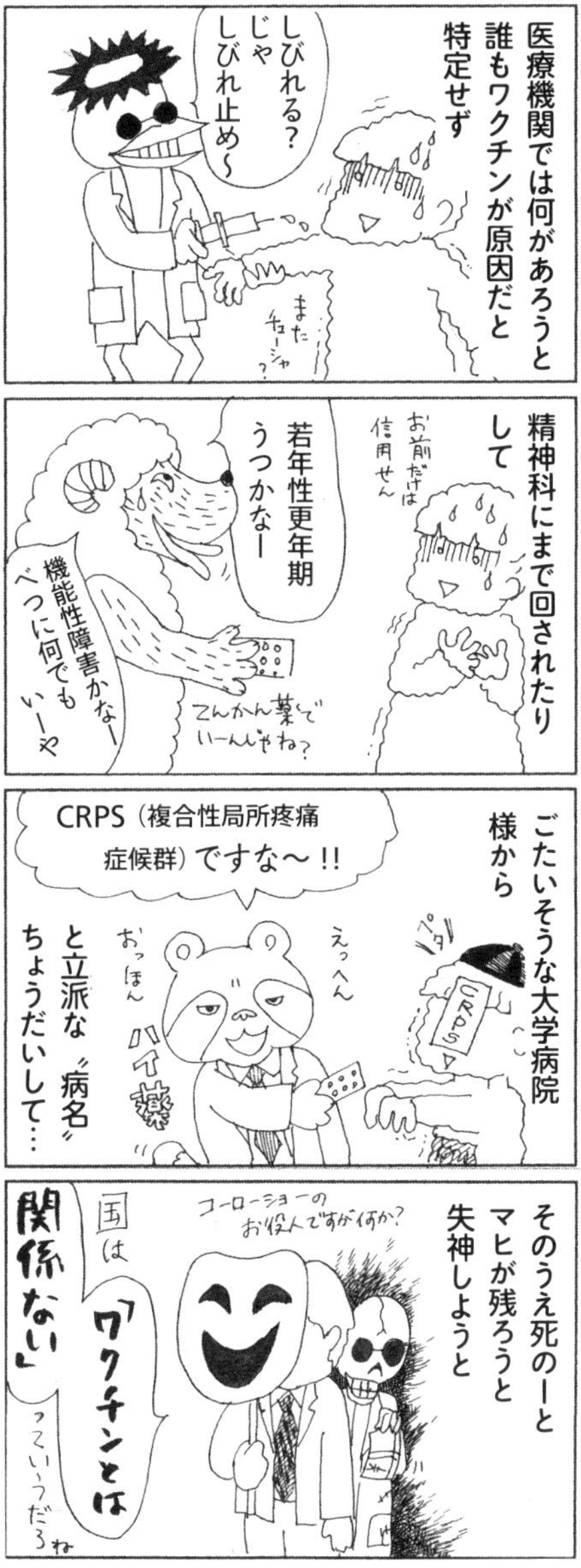
医療機関では何があろうと
誰もワクチンが原因だと
特定せず
しびれる？
じゃ
しびれ止め～
また
チューシャ？
精神科にまで回されたり
して
お前だけは
信用せん
若年性更年期
うつかなー
機能性障害かなー
べつに何でも
いーや
てんかん薬で
いーんじゃね？
ごたいそうな大学病院
様から
CRPS（複合性局所疼痛
症候群）ですな～!!
えっへん
おっほん
と立派な〝病名〟
ちょうだいして…
なつかしーのわかるっ？
CRPS
そのうえ死のーと
マヒが残ろうと
失神しようと
コーローショーの
お役人ですが何か？
国は
関係ない
「ワクチンとは」
っていうだろね

多くのワクチンには、保存剤として「チメロサール」という薬品が使われています。チメロサールの医薬品添付文書には、「摂取した場合の症状としては、子どもたちの精神発達障害、会話や文章における障害、歩行障害、意識のくもり、気分の苛立ち、異常に怒りやすく次第に気が違ったようになる、などがある」と書いてあります。チメロサールとは水銀の一種です。

水銀毒性研究の世界的権威であるボイド・ハーレイ博士の言葉を引用しておきます。

「チメロサールに対する生理学的反応は非常に劇的であり、ビックリしてしまうものです。チメロサールが自閉症の原因としてもっとも可能性が高いということを否定する人は、とても愚かであるか、あるいは自分の研究結果を理解するくらいの能力はあっても非常に不正直であるか、どちらかでしょう」

「チメロサールが安全だと証明する研究など不可能です。それくらいチメロサールというのは有毒なのです。動物に注射すると、脳が病気になります。生きた細胞膜に接種すると、細胞は死んでしまいます。ペトリ皿に入れると、中の活性菌は死んでしまいます。そんなものを乳児に注射して障害が起きなかったら、そのほうが驚きです」

政府機関や製薬会社、またこれらの利権的集団だけでなくＮＰＯ法人や市民団体までが、「真理」を突き止めようと頑張っている人たちを攻撃しているのが現状です。医学界も製薬業界も、病気の本当の原因にも、本当に意味がある治療方法にも興味はありません。そんなことをすれば儲けは入ってこなくなり、オマンマの食い上げになります。ワクチンの問題はそれを端的に表す一例にすぎず、すべての医学や薬に同じような問題が横たわっています。

１８００年代後半くらいから、医学者が開発するものはそのほとんどが、儲けるため、病気にさせるために開発され続けてきたものであって、人々が期待している「良い薬」など、もともと存在しないのです。それが証拠に世界中で病気は増え続け、世界中で病院に通っている患者はますます増え、病院に通って完治した人など本当に少数なのです。

ケネディのレポートが暴いた、2000年の秘密会議

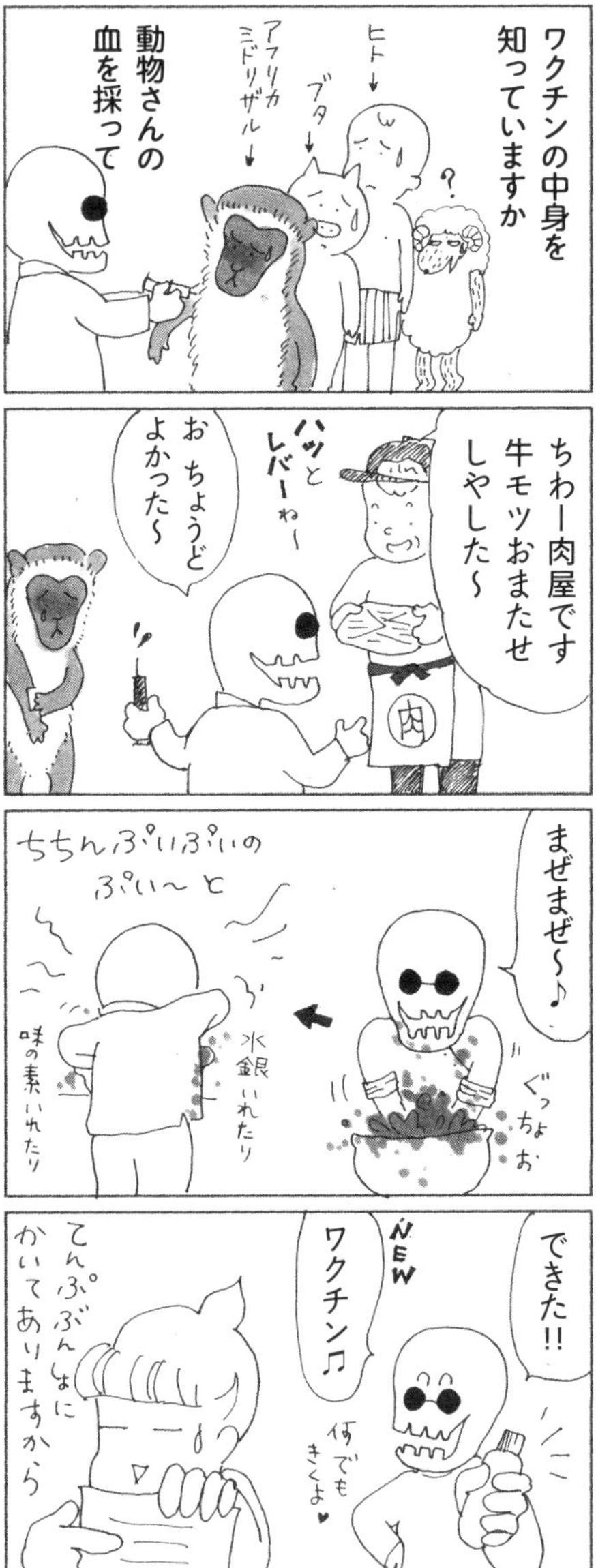

05年6月にロバート・F・ケネディJr.によるレポート「Deadly Immunity（命がけの予防接種）」が出され、これを読んだ多くの人が危機感を感じ始めました。このレポートの全文はネット上で簡単に見ることができます。

ケネディは、このレポートの中で、15年間に製薬企業の行なった数々の悪行の中でも、とくにひどい行ないのいくつかに焦点を当てています。

1991年にFDA（米国食品医薬品局）およびCDC（疾病予防対策センター）は突然、水銀入りの保存剤を添加したワクチンを3種類も乳児に接種するよう義務づけたのですが、その9年後の2000年には、科学者と政治家、製薬会社がジョージア州のシンプソンウッドで秘密会合を開き、水銀と自閉症の関連性を証明する研究に関して話し合ったことが暴露されています。さまざまなワクチンが導入されて以降、自閉症の発症件数が15倍にも増えていることについて、世界最先端の毒物学者たちが行なったリサーチの結果、90年代中頃に出回ったチメロサールが自閉症が激増した原因だという決定的な証拠が見つかったのです。要するにそのころから科学者や製薬会社はワクチンの危険性を知っていたということです。

そして、科学者や製薬会社や政治家たちはこのリサーチが発表された後、会議の残り時間を「民衆にこうした新しい危機についてどう警告するか」ではなく、「この証拠をどうやって隠滅《いんめつ》するか」についての話し合いに使ったとされています。

その結果、これを国家機密扱いにしてしまうといずれ情報公開しなくてはいけないため、彼らは個人企業にこの情報を保管し、情報の閲覧ができないように取り計らったのです。すべては隠蔽のためです。

このジョージア会議におけるWHO（世界保健機関）の代表者からのコメントがあります。

「おそらくこのリサーチは行なうべきではなかったのだろう」

この言葉はWHOの正体を明かしているものといえるでしょう。

インフルエンザワクチンが無意味な科学的理由

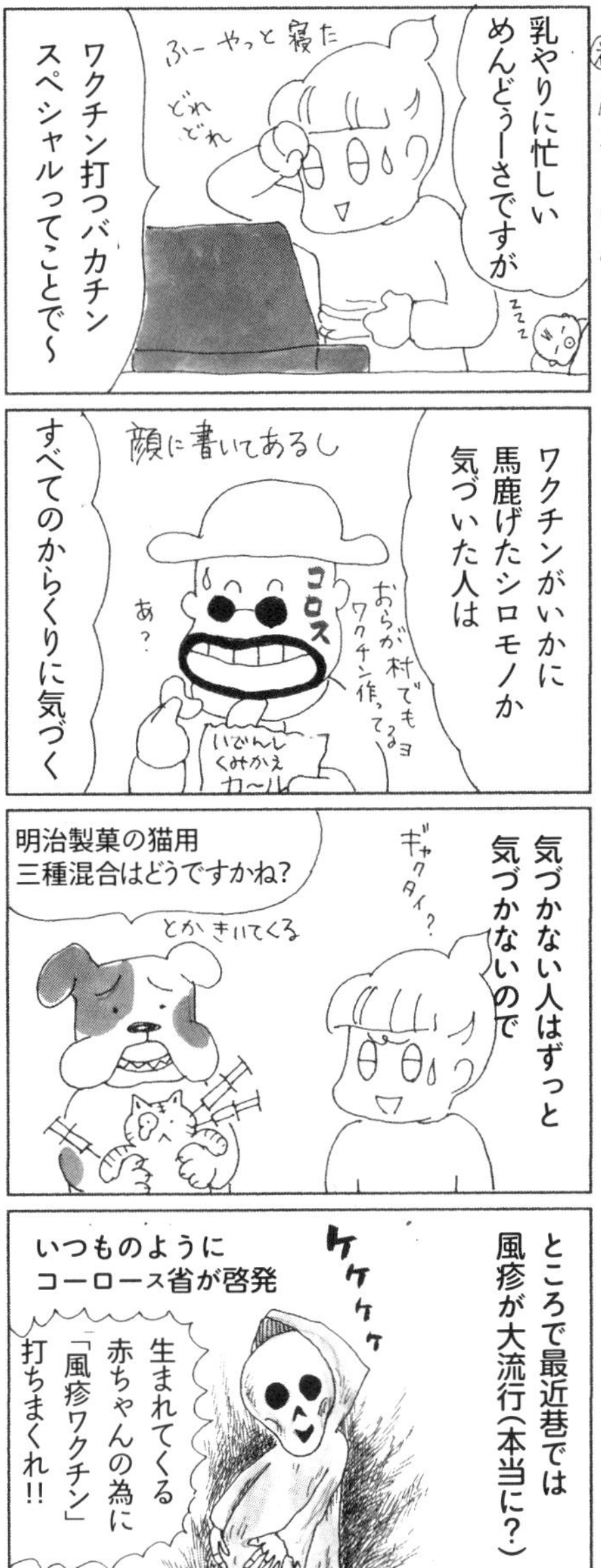
祝・産まれました
乳やりに忙しいめんどぅーさですが
ふー やっと寝た
どれどれ
ワクチン打つバカチンスペシャルってことで～
ワクチンがいかに馬鹿げたシロモノか気づいた人は
顔に書いてあるし
コロス
おらが村でもワクチン作ってるヨ
あ？
いでんしくみかえカ～ル
すべてのからくりに気づく
気づかない人はずっと気づかないので
ギャクタイ？
明治製菓の猫用三種混合はどうですかね？
とかきいてくる
ところで最近巷では風疹が大流行(本当に？)
ケケケケケ
いつものようにコーロース省が啓発
生まれてくる赤ちゃんの為に「風疹ワクチン」打ちまくれ!!

インフルエンザワクチンが効かないということを立証する、有名なレポートに前橋医師会のレポートがあります。医師会もたまにはいいことをしますね。

ある児童の予防接種事故をきっかけにして集団接種を中止した前橋市は、研究班を立ち上げ、5つの市で計7万5000人を対象にして6年間にわたり、インフルエンザワクチンの疫学調査をしました。その調査では、「ワクチンをしたグループ」と「ワクチンをしなかったグループ」とのあいだでインフルエンザ罹患率《りかん》がまったく変わらず、ワクチンが何の効果も示さないことが証明されました。

学校でのインフルエンザワクチンの集団接種は、1994年以降、全国で中止されています。そのきっかけはこの前橋医師会による調査です。これほど大規模で長期間にわたる正確な疫学的データは、現在でも日本にも世界にもありません。

一方、厚生労働省は、CDCなどの外部の調査データを引用するだけで、独自の調査をしていません。それらのデータは、前橋レポートよりも、規模も小さく、期間も短い統計調査で、調査方法の異なるバラバラの都合のよいデータのみを集めたものです。ワクチンの有用性を主張する厚労省の根拠とはその程度のものなのです。

インフルエンザワクチンが、まったく効かないことのもう一つの科学的な理由があります。インフルエンザウイルスは、そもそも鼻やのどから感染します。これを防いでいるのは鼻水や唾液に含まれる細胞性免疫のIgA(イミュノグロブリンA)です。現行のワクチンは感染予防に働くIgA抗体をまったく増やさないので、予防などできるわけがないのです。これは感染症やウイルス学の専門家の多くが指摘するところです。

しかし、多くの一般の人は、クスリを飲んだりしてせっかくの鼻水を減らしたがりますから、もう手に負えません。

風疹にかかった人の7割はワクチン接種済み!

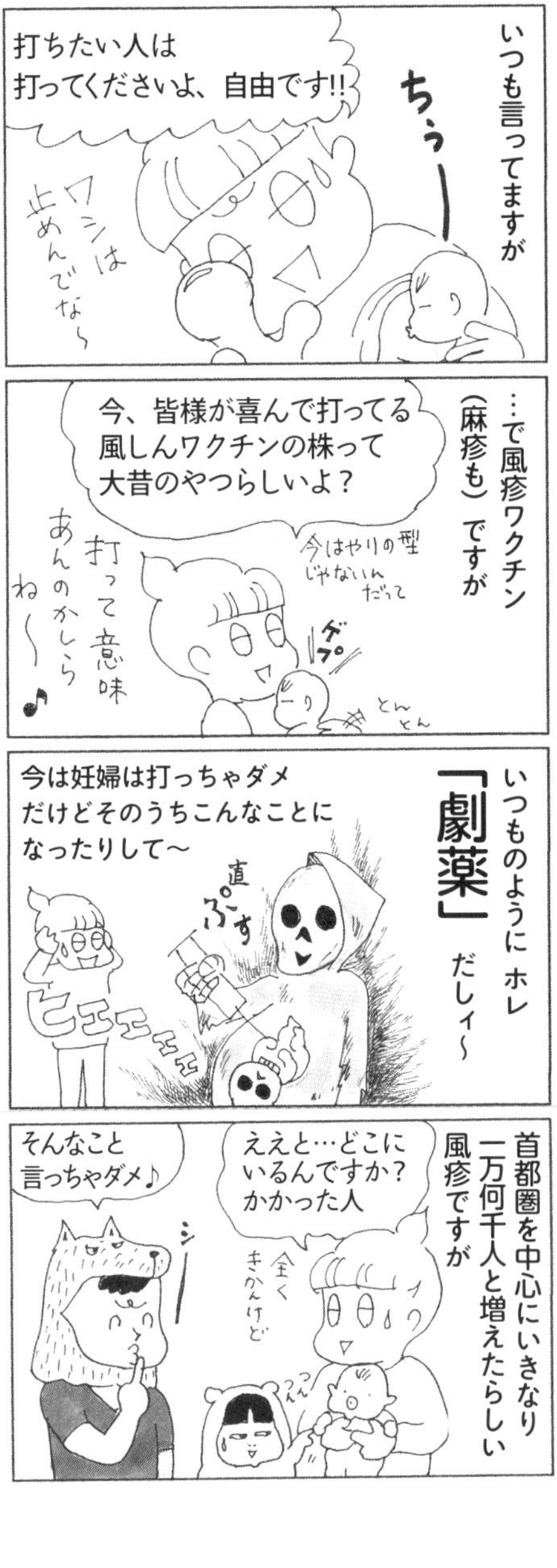

いつも言ってますが
打ちたい人は打ってくださいよ、自由です!!
ちぅー
ワシは止めんでな〜
…で風疹ワクチン（麻疹も）ですが
今、皆様が喜んで打ってる風しんワクチンの株って大昔のやつらしいよ?
今はやりの型じゃないんだって
打って意味あんのかしらね〜♪
ゲプ
とんとん
いつものように ホレ
「劇薬」
だしィ〜
今は妊婦は打っちゃダメだけどそのうちこんなことになったりして〜
直
ぷす
ヒェェェェ
首都圏を中心にいきなり一万何千人と増えたらしい風疹ですが
ええと…どこにいるんですか?かかった人
全くきかんけど
そんなこと言っちゃダメ♪
シー
つんつん

こちらも最近、宣伝がかまびすしい風疹ワクチンですが、国立感染症研究所のホームページには次のようなデータが掲載されています。

【麻しん・風しん　2012年第1〜24週】（感染研HPより。2012年6月20日現在）

麻しんの2012年第1〜24週（2012年1月2日〜6月17日診断のもの）の累積報告数は147例であり、昨年同時期の約半数にとどまっている。（略）年齢群別では、0〜1歳の症例が最も多いが、20歳以上の成人も全体の45%（66例）を占め、そのなかでは20代（31例）と30代（23例）が中心であった。ワクチン接種歴別報告数では、接種歴のない症例が50例（34%）で最も多くを占めた。（略）風しんの２０１２年第1～24週の累積報告数は３９３例であり、これまで最多の累積年間報告数であった２０１１年の３７１例を既に超え、昨年の同時期（２１４例）と比較して１・８倍の報告数となった。（略）ワクチン接種歴については接種歴の無い症例が男性で24%、女性で35%だった。

日本の先天性風疹症候群はかき集めても多い年で10人程度ですが……それよりもこの数字についてどう判断するかですね。この文章に隠された事実について気づいた人はいるでしょうか?

書き方が逆転しているのでとても気づきにくいのですが、ここに書いてあることは、

「麻疹にかかった人の66%は麻疹ワクチンを接種していた」

「風疹にかかった男性の76%は風疹ワクチンを接種していた」

「風疹にかかった女性の65%は風疹ワクチンを接種していた」

という意味なのが読み取れたでしょうか。この数字もしょせん感染研のデータなのでどこまでホントか知りませんが、仮にこの数字だったとして、果たしてこの毒たっぷりワクチンを打つ意味はあるのでしょうか?

米国の医者・学者も警鐘を鳴らしている

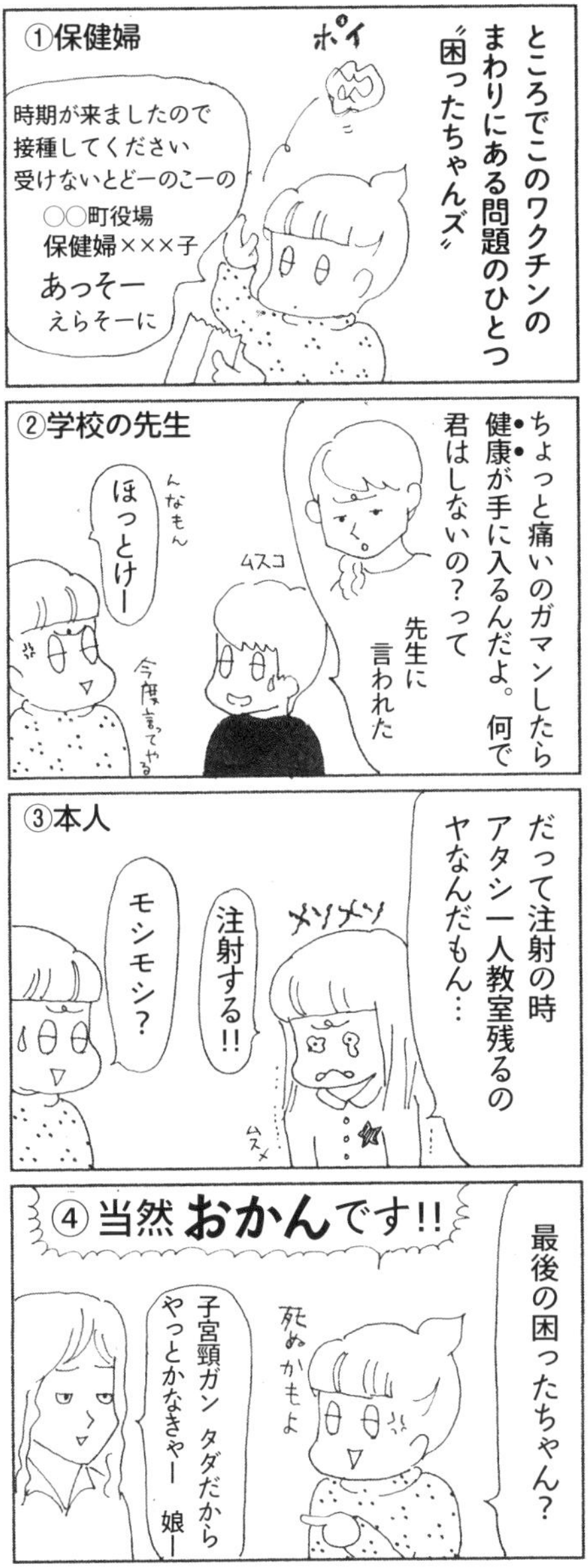
①保健婦
ところでこのワクチンのまわりにある問題のひとつ
"困ったちゃんズ"
ポイ
時期が来ましたので
接種してください
受けないとどーのこーの
○○町役場
保健婦×××子
あっそー
えらそーに
②学校の先生
ちょっと痛いのガマンしたら健康が手に入るんだよ。何で君はしないの？って
先生に言われた
ムスコ
今度言ってやる
んなもん
ほっとけー
③本人
だって注射の時アタシ一人教室残るのヤなんだもん…
メソメソ
注射する!!
モシモシ？
ムスメ
④当然おかんです!!
最後の困ったちゃん？
死ぬかもよ
子宮頸ガン タダだからやっとかなきゃー 娘ー

米国の良識派の医師・学者83名が署名した「ワクチンのすべて」日本語版（為清勝彦氏・渡辺亜矢氏翻訳）から要約して紹介します。

●米国の子どもがすべてのワクチンを受けると、最大35回の接種を行なうことになる。それには１１３種類の病原粒子、59種類の化学物質、４種類の動物細胞・ＤＮＡ、中絶胎児の細胞から取り出した人間のＤＮＡ、人アルブミンが含まれている。

●ワクチンの成分は、ワクチンの材料である動物細胞の培養で生じた細菌や野生のウイルス。
●水銀は、神経毒であることが十分に立証されているが、依然として世界中のインフルエンザワクチン（複数回接種タイプ）に入っている。その他のワクチンにも、微量の水銀が残留しているものがある。
●成分に含まれるアルミニウムは、骨、骨髄、脳の変性を起こす可能性のある毒である。
●ワクチンには、猿、犬の腎臓、鶏、牛、人間の細胞が含まれる。
●ホルムアルデヒド（防腐液）は発ガン性物質として知られている。
●ポリソルベート80（ワクチンに含まれる滅菌剤）は、メスのネズミで不妊症、オスのネズミで睾丸の萎縮《いしゅく》を引き起こすことがわかっている。
●豚や牛のゼラチンは、アナフィラキシー反応を起こすことがわかっているが、三種混合ワクチン（はしか、おたふく風邪、風疹）、水疱瘡《みずぼうそう》と帯状疱疹《たいじょうほうしん》のワクチンに大量に入っている。
●グルタミン酸ナトリウム（ＭＳＧ）は、吸引タイプのインフルエンザワクチンに入っているが、代謝異常（糖尿病）、発作、その他の神経障害を引き起こす。

さて、いかがでしょうか？　これがワクチンの実態です。そして、これらは公式添付文書にも載っている「事実」であり、誇張でも嘘でも陰謀論でもありません。これだけの「成分」が含まれたワクチンを子どもに打っても問題ないとあなたは考えますか。

ワクチンを勧める医者へ、18の質問

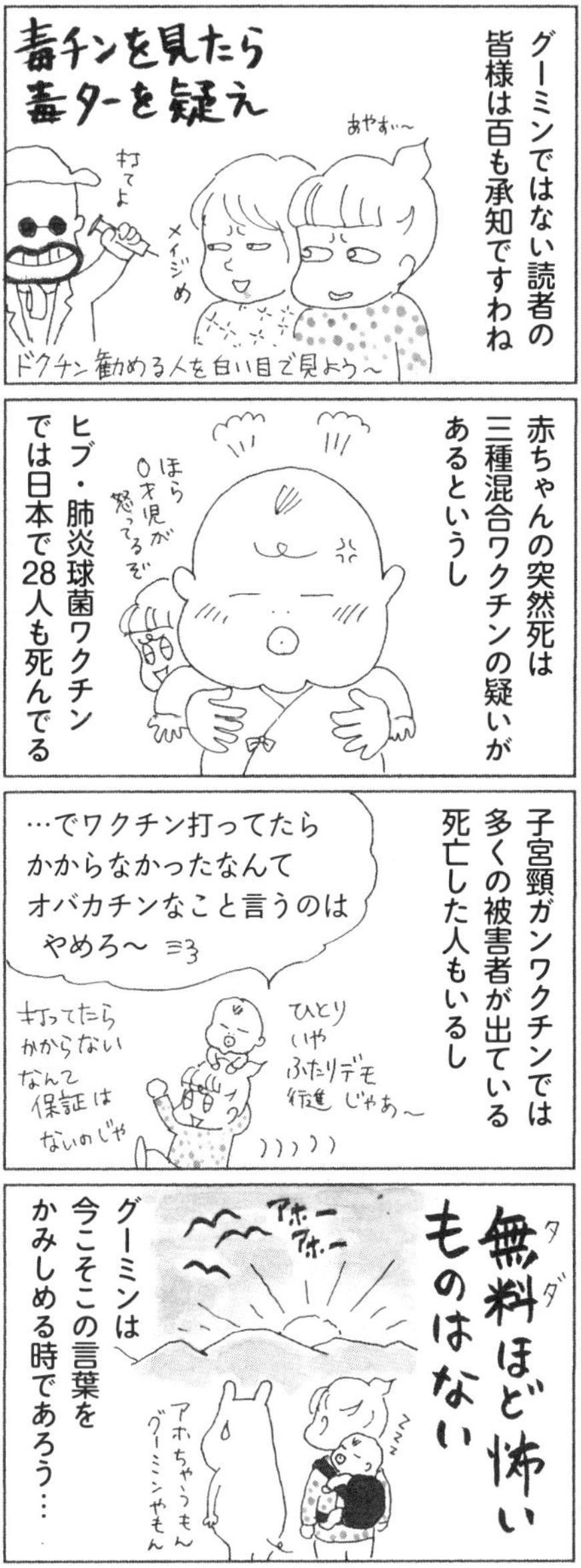

グーミンではない読者の皆様は百も承知ですわね
毒チンを見たら毒ターを疑え
あやすぃ〜
打てよ
メイジめ
ドクチン勧める人を白い目で見よう〜
赤ちゃんの突然死は三種混合ワクチンの疑いがあるというし
ヒブ・肺炎球菌ワクチンでは日本で28人も死んでる
ほら0才児が怒ってるぞ
子宮頸ガンワクチンでは多くの被害者が出ている死亡した人もいるし
…でワクチン打ってたらかからなかったなんてオバカチンなこと言うのはやめろ〜
ひとりいやふたりデモ行進じゃあ〜
打ってたらかからないなんて保証はないのじゃ
無料《タダ》ほど怖いものはない
グーミンは今こそこの言葉をかみしめる時であろう…
アホー
アホー
アホちゃうもんグーミンやもん

※毒チン＝毒入りのアレです

前作『大笑い！精神医学』では、「精神科医に聞いてほしい19の質問」を掲載しました。

ここでは、「ワクチンを勧める医者へ、18の質問」として新たにまとめます。

以下は私が作ってネット上に公開しているワクチンに関する質問書でもあります。これらの質問にすべて答えることができたなら、その医師をまともな医師と認めてもよいでしょう。

さて、あなたの周りにはまともな医師は一人でも存在するでしょうか？

Q　歴史上、ワクチンが感染症に効いたとされていますが、感染症が衛生行政等により激減してからワクチンが導入された、という事実について知っていますか?

Q　ワクチンを作ったのはジェンナーだとされていますが、ジェンナーの天然痘のワクチンが打たれるようになってから、天然痘が激増したという歴史的事実を知っていますか?

Q　1920年に発行されたチャズ・M・ヒギンズの『ワクチンの恐怖』という本の中で天然痘の死亡者数よりも、天然痘ワクチン接種による死亡者数のほうが毎年ケタ違いに多いことが示されていますが、これは真実ですか?　そうではありませんか?　もし真実でないなら、どの部分が真実でないかをご説明ください。

Q　たとえばアメリカで子どもがすべてのワクチンを受けると、最大35回の接種を行なうことになります。それには113種類の病原粒子、59種類の化学物質、4種類の動物細胞・DNA、中絶胎児の細胞から取り出した人間のDNA、人アルブミンが含まれています。それらが安全か、そうでないか、お答えください。安全である場合、なぜ安全と言えるのか、素人にもわかりやすく説明してください。

Q　ワクチンには水銀が入っているものがありますが、水銀が危険な物質であることはご存知ですか?　ちなみにインフルエンザワクチンの場合、子どもの許容量と比べてどれくらいの量が入っているかご存知ですか?　ワクチンの水銀が危険でない科学的な理由を示してください。

Q　ワクチンの中にアルミニウムが入っているものがありますが、アルミニウムが危険な物質であることはご存知ですか？　危険でないというなら、なぜこれが危険でないかということに関しても示してください。

Q　自閉症の研究・治療団体「ジェネレーション・レスキュー」は、ワクチンにより自閉症や発達障害が増える可能性について示唆していますが、これは正しいですか？　正しくないなら、利益相反のない科学的・統計学的見地からその証拠を示してください。

Q　前橋スタディについてご存知ですか？　他にも複数のインフルエンザワクチンの効果を否定しているスタディがありますが、これらのスタディを否定するなら、どの部分に科学的・統計学的な問題があるか示してください。

Q　インフルエンザワクチンの効果が否定的なため、政治的に強制接種でなくなったという歴史についてご存知ですか？

Q　風疹ワクチンは安全ですか？　混合ワクチンは安全ですか？　先天性風疹症候群の発症者が1年に何人であり、風疹に関連したワクチンでどれくらいの死亡数、もしくは重篤な副作用が出ているかを示してください。

Q　日本脳炎ワクチンの接種による副作用が原因で平成17年から21年まで積極的勧奨の差し控えが行なわれたのをご存知ですか？　また、日本脳炎は非接種群であっても10～19歳で約80％が抗体を保有することがわかっていますが、この点と日本脳炎における年間の死亡数と、地域・年齢を比較したうえでこのワクチンの必要性を説明いただけますか？

Q　ワクチン接種した子どもは、未接種の子どもと比べて2〜5倍病気や異常が出やすいというドイツの研究報告があるのですが、その研究は正しいですか？　間違っていますか？　もし間違っているのであればどこが間違っているかを示してください。

Q　ヨーロッパで百日咳のワクチン接種をいまだに義務化している国は、アイスランドだけですが、なぜこうなってしまったのでしょうか？

Q　利益相反という言葉をご存知ですか？　簡潔に説明してください。さらに、ワクチン行政と医学界に利益相反は存在しますか？

Q　予防接種法は第23条で国に対し「国民が正しい理解の下に」予防接種を受けるよう知識の普及を義務づけており、副作用で重篤な被害が出る危険があることも周知徹底したうえで、予防接種を推奨する必要があるのですが、それを無視して推奨することは法律に違反することをご存知ですか？

Q　国公立の学校などが、禁忌者・信念や宗教上の理念に基づいて接種を拒否している人間の入学を拒否することは、憲法19条、20条、26条に違反することをご存知ですか？

Q　定期健康診断の際に医師や保健師から「どうして受けないんですか？」などと言われた場合、市町村長、保健所長宛ての「行政手続法第35条に基づく書面交付要求書」を提出でき、医師（保健師）がこれを受け取らないことは違法なのですが、それについてはご存知ですか？

Q　これまでの質問を総合して、あなたがワクチンを勧める理由を教えてください。

第2章 砂糖と牛乳にまつわる大きな誤解

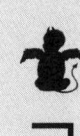

「砂糖は脳に必要」という巧妙な宣伝

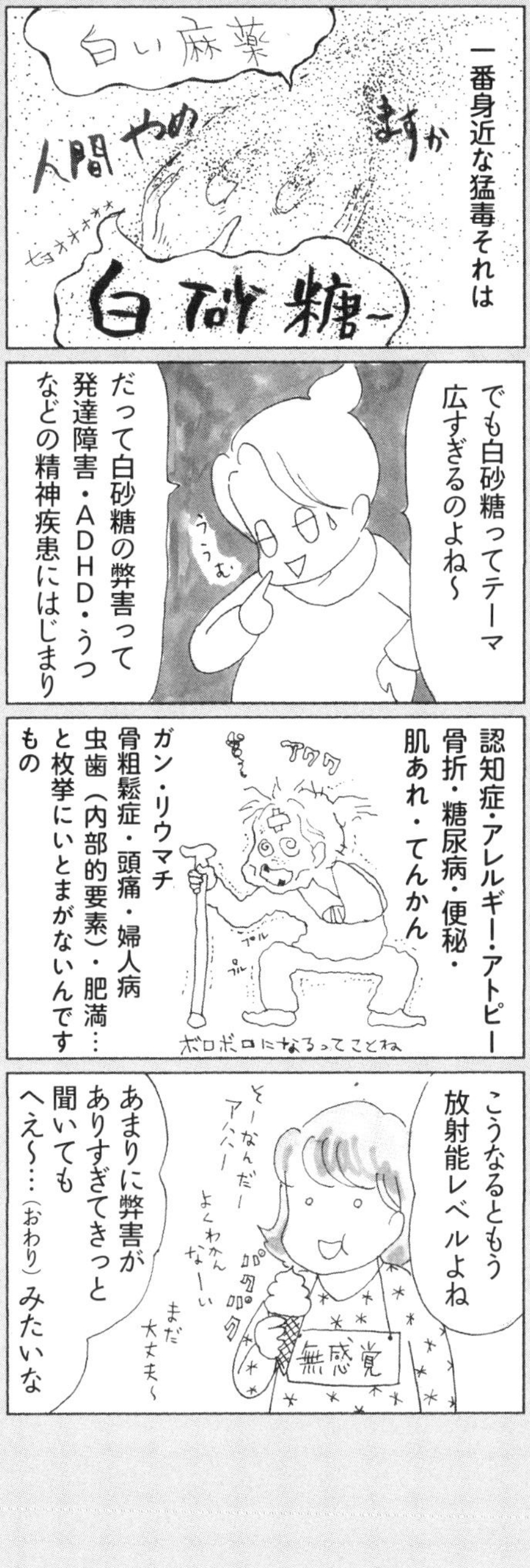
一番身近な猛毒それは
白い麻薬
人間やめますか
ヒョオオオオオ
白砂糖～
でも白砂糖ってテーマ広すぎるのよね～
うぅむ
だって白砂糖の弊害って発達障害・ADHD・うつなどの精神疾患にはじまり
認知症・アレルギー・アトピー・骨折・糖尿病・便秘・肌あれ・てんかん
アワワ
プル
プル
ガン・リウマチ 骨粗鬆症・頭痛・婦人病 虫歯（内部的要素）・肥満…と枚挙にいとまがないんですもの
ボロボロになるってことね
こうなるともう放射能レベルよね
と～なんだ～ アハハ～
よくわかんな～い
ガタガタ
まだ大丈夫～
無感覚
あまりに弊害がありすぎてきっと聞いても へえ～…（おわり）みたいな

砂糖業界が「砂糖は脳に必要」とか「砂糖は筋肉に良い」という宣伝をしているのをよく見かけます。これは半分真実の巧妙な表現です。脳がグルコース（ブドウ糖）を利用しているのは事実であり、これは筋肉の発達にも不可欠です。だから「砂糖は良いですよ」と砂糖会社は言っているわけです。

しかし、いわゆる炭水化物といわれるものは分解を重ねて糖になる「間接糖」ですが、砂糖は直接的に血糖を上げる「直接糖」です。この直接糖は体を多くの面で害することがさまざまな医学研究でわかっています。炭水化物の食べすぎはもちろん問題ですが、一番の問題は炭水化物ではなく直接糖なのです。だから、食養ではホールフード（自然のまま丸ごと食べること）を勧めているわけです。

直接吸収的な糖であれば、砂糖だけでなく、三温糖であれ黒糖であれてんさい糖であれ同じです。糖が酵素の働きなしにタンパク質または脂質に結合する反応を「糖化《とうか》」といいますが、人の体でいえば糖による「老化現象」です。糖化の原因は過剰な糖の摂取で、糖化が進むと体内では老化を促進するＡＧＥ（糖化最終生成物）が生成され、粥状《じゅくじょう》動脈硬化を助長します。

糖分は脳を動かすための必須成分ではないかと思う人がいるでしょう。それは一面的には間違っていないのですが、それを単純に補充すれば体は甘えてろくな状態になりません。砂糖のような直接糖は細胞を崩壊させやすくし、ウイルスや細菌にも感染しやすくなり、アトピーなどアレルギーにもなりやすくなり、いわゆるメタボの主原因となり、ガンにもなりやすくなり、精神的にも人を狂わせます。精神的に人を狂わせるメカニズムを反応性低血糖などで説明しようというのが、分子栄養学に代表される考え方です。

健康でいたいのなら、子どもが病気になることを本気で防ぎたいのなら、できるだけ直接的な糖分や甘いものは避けねばならないのです。

ブドウ糖より害の大きい「果糖」

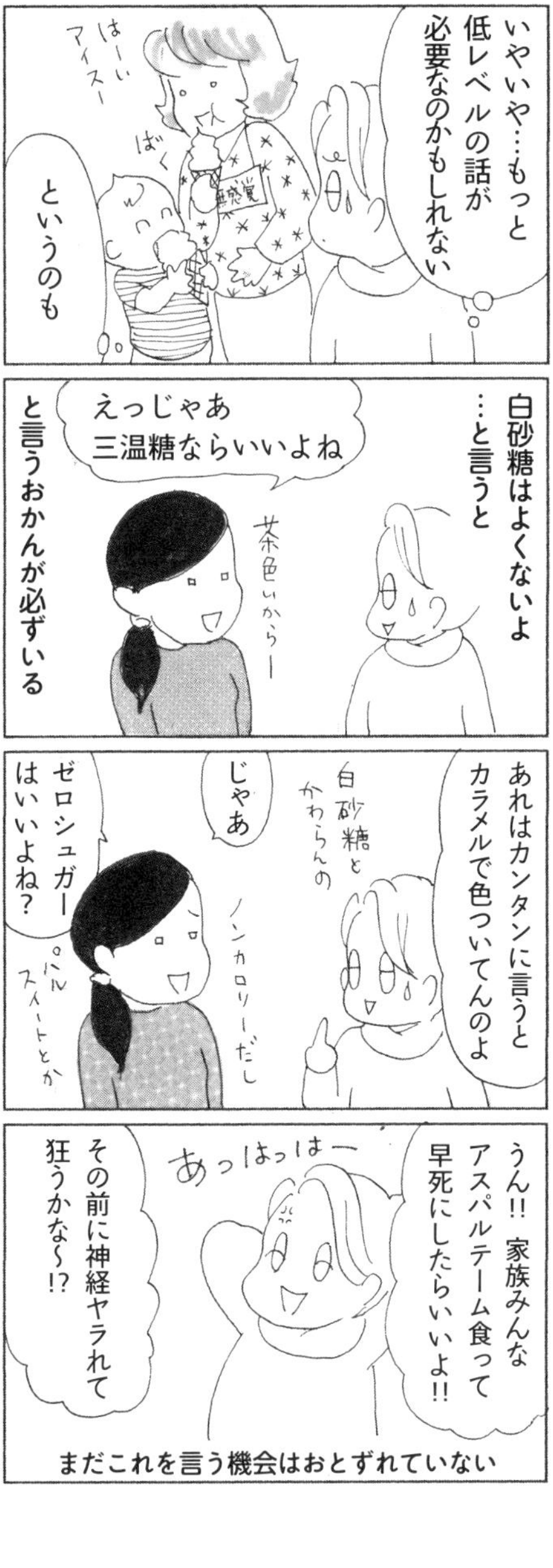

ブドウ糖がダメだからといって近頃は果糖（フルクトース）が宣伝されたり使用されていま す。しかし、じつは果糖のほうがブドウ糖よりもさらに害が大きいのです。では果物はどうなの？という話になるでしょう。実際、果糖は、果物や蜂蜜に多く含まれており、ブドウ糖より甘いのです。ブドウ糖も果糖も、要は糖なのですが、身体機能に及ぼす影響はまったく異なります。果糖のほうが遥かに有害だったということを示したのがロバート・ラスティグ医学博

士ですが、その内容をごく簡単に以下に示しておきましょう。

もしも、100年前の人々のように野菜や果物からだけフルクトースを得るならば（もともとフルクトースは野菜や果物由来）、一日に15グラムほど摂取するだけであり、それほどの危険はありません。野菜や果物で摂取する場合、繊維やビタミン、ミネラル、酵素、有益な植物栄養素と一緒になっているため、フルクトースのマイナスの代謝効果を緩和してくれると考えられます。繊維などは糖の吸収をゆっくりにしてくれます。

現在、食品や飲料の製造に使われている甘味料の55％は、コーンを原料としており、アメリカのカロリー源のナンバーワンは、HFCS（高フルクトース・コーンシロップ）の形態です。日本でもその傾向が強くなってきています。多くの人が体重を落とそうとして頼りにしている低脂肪ダイエット食品には往々にしてフルクトースが大量に入っていますが、そうした加工食品では繊維が除去されているため、糖分が吸収されやすく非常に健康に害があるのです。

医学的に述べると、フルクトース代謝の過程で生成された脂肪酸は、肝臓や骨格筋組織の中に蓄積し、インスリン抵抗性とNAFLD（非アルコール性の脂肪肝）の原因となります。インスリン抵抗性は、メタボリックシンドロームや2型糖尿病へと発展していきやすくなります。

果物でも品種改良されて糖度だけが増やされたものを食べるのは考えものです。昔の果物はもっと甘味が少なく、体に良いものがたくさん入っていただけでなく、糖分の吸収をゆっくりにしてくれる自然の働きがあったことを忘れてはなりません。

科学的に無理やり作り出した「異性化糖」

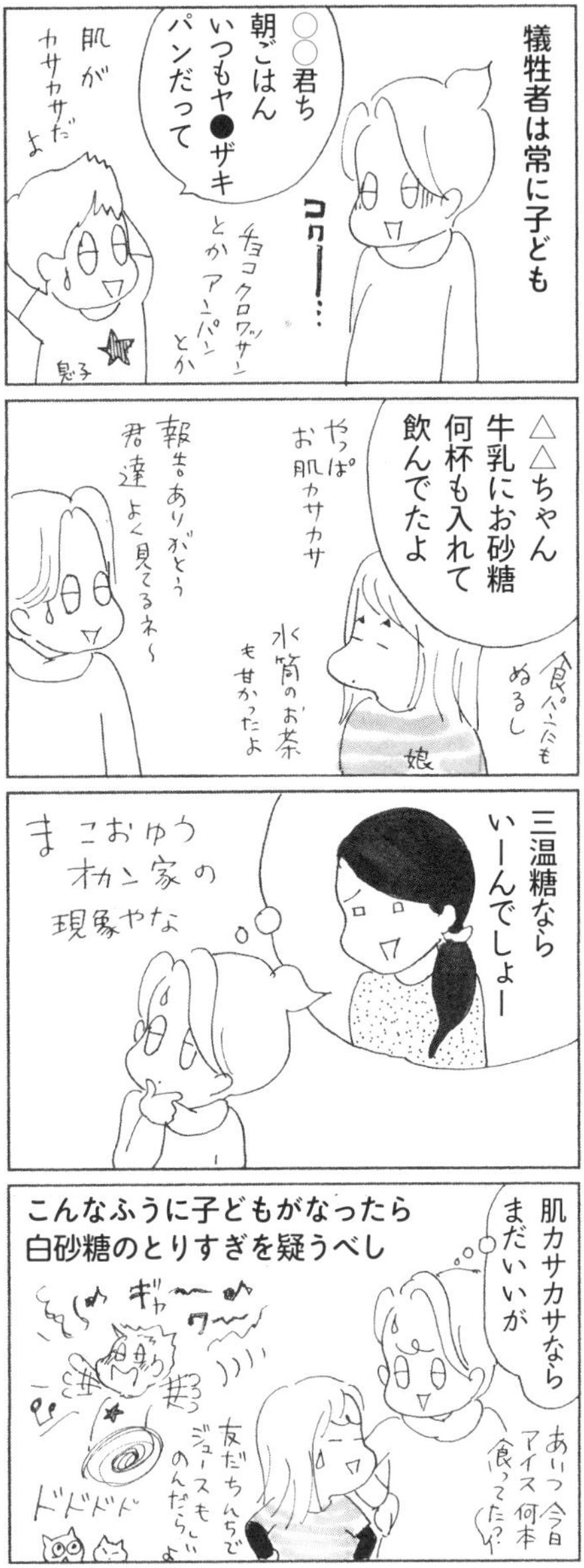
犠牲者は常に子ども
○○君ち 朝ごはん いつもヤ●ザキ パンだって
コクー！…
チョコクロワッサンとか アンパンとか
肌が カサカサだよ
息子
△△ちゃん 牛乳にお砂糖 何杯も入れて 飲んでたよ
食パンにも ぬるし
水筒のお茶も 甘かったよ
娘
やっぱ お肌カサカサ
報告ありがとう 君達よく見てるネ～
三温糖なら いーんでしょー
まこおゆう オカン家の 現象やな
こんなふうに子どもがなったら
白砂糖のとりすぎを疑うべし
肌カサカサなら まだいいが
あいつ今日 アイス何本 食ってた!?
友だちんちで ジュースも のんだらしいよ
ギャ～～
ワ～～
ドドドド

スーパーで食品の成分表示を見ると、じつに広範な食品に「異性化液糖」というものが入っています。これはでんぷんを加水分解して得られたブドウ糖の一部を酵素などで果糖に変えた、つまり「異性化」したものです。純粋な直接糖が危険なのは説明してきましたが、さて、これはどうなのでしょう。

「異性化糖」は、「isomerized sugar」もしくは、HFCS（高フルクトース・コーンシロップ）

といい、シロップなので「異性化液糖」といわれることのほうが多いようです。異性化糖とは科学的に無理やり作り出したブドウ糖や果糖だと思ってもらえばよいでしょう。

この異性化液糖はたとえば清涼飲料水やスポーツドリンクの中にかなり入っています。スポーツドリンクなどは健康的で体に必要であるかのようにCMしていますが、医学的に考えれば今のスポーツドリンクは、異性化液糖などの含有量が非常に多いうえ、危険な人工甘味料なども加えられており、かなり体に悪い飲み物です。熱中症対策でずいぶん宣伝されていましたが、こんなものは飲まず、水を飲んで塩をなめていれば十分なのです。

異性化糖にはもう一つ別の問題があります。現在、HFCSは、その名称のとおり、大半がトウモロコシを原料として製造されていますが、このトウモロコシがほとんど遺伝子組み換え食品なのです。遺伝子組み換え食品の危険性については、第4章も参照してください。

現在、日本が輸入の多くを占める米国のトウモロコシ作付面積は、遺伝子組み換え品種が85％以上といわれています。このあたりは遺伝子組み換え食品、異性化糖、農薬とセットで考慮しなければなりません。

これらが体に悪いことはわかっているのに、それでも体にいいと嘘や偽りが並べられながら、市販品や加工品にたくさん入れられているのは、その裏にアグリビジネス（農薬関連産業）や食品業界の利益優先主義があるということです。

〝ネバネバ〟ムコ多糖は健康に不可欠だ

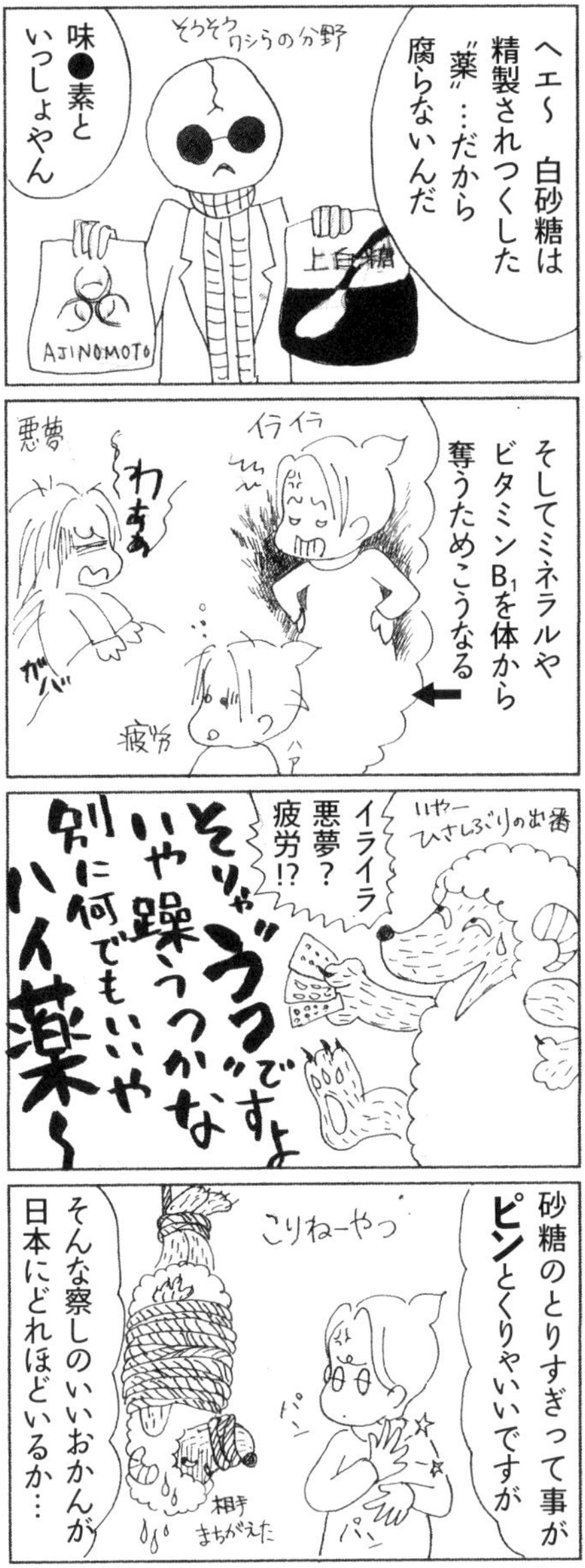

ムコ多糖というとなじみがないかもしれませんが、これは糖がたくさんつながったものの総称であり、ムコは「ネバネバ」などの意味を表す言葉です。納豆やオクラや山芋などの類は、このムコ多糖類に属し、ほかにもアンコウ、ドジョウ、ウナギ、ナマコ、スッポンなどのヌルヌル系、カレイ、ヒラメ、アワビ、カキ、魚の目玉の周り、フカヒレ、ツバメの巣、そして玄米や豆類などが代表的です。ムコ多糖類には免疫力、血糖値調節、新陳代謝などだけでなく、

骨の形成促進、水分媒介による組織への栄養供給などが指摘されています。

ここでも「あれ?」と多くの人が思うでしょう。糖は悪いと言ったではないかと。そう単純ではないのが糖の難しいところです。

ムコ多糖類が体内で生成されるためには、マンガンやマグネシウムが重要であるとされています。この点においても単一栄養素、つまりある栄養素にだけこだわるということが意味のないこと、そして『医学不要論』でも示した「必須栄養素」と「それ以外の栄養素」の、相互作用を考慮する必要があることがみえてきます。

カルシウムとマグネシウムは非常に重要なミネラルで、喘息やアレルギーとも関係しています。一昔前の栄養学ではこれらは2:1で摂取するのがよいとされていましたが、最近の研究では1:1がよいとされているようです。つまりカルシウムと同じかそれ以上にマグネシウム摂取の重要性が説かれています。

普通、血液中のカルシウム濃度はほぼ一定なのですが、マグネシウムが欠乏したり食事が悪いと高くなってきます。カルシウム濃度が高くなることはアレルギーをもたらす一因であり、血液の酸性度にも関係しているとされています。マグネシウムは欠乏しやすい物質ですので、ムコ多糖類もマグネシウムもアレルギーを感じている人は意識して摂ったほうがよいでしょう。

ムコ多糖はアレルギーに有用な作用を示し、直接糖そのものはアレルギーを悪化させる作用が強いのです。すべてはつながっているという食べ物・人体の不思議がここに表れています。

「牛乳＝骨を強くする」という錯覚はどこから来たか？

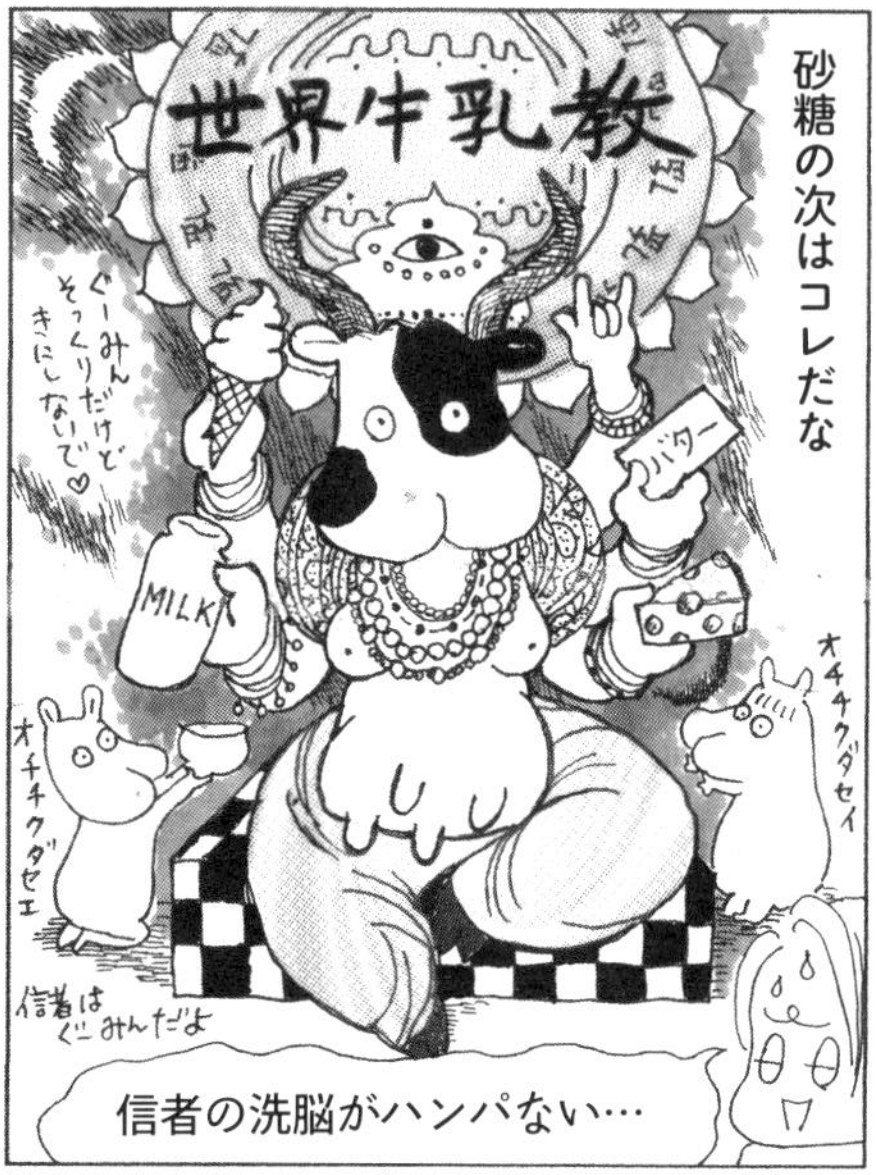

砂糖の次はコレだな
世界牛乳教
ぐーみんそっくりだけどきにしないで♡
バター
MILK
オチチクダセイ
オチチクダセエ
信者はぐーみんだよ
信者の洗脳がハンパない…

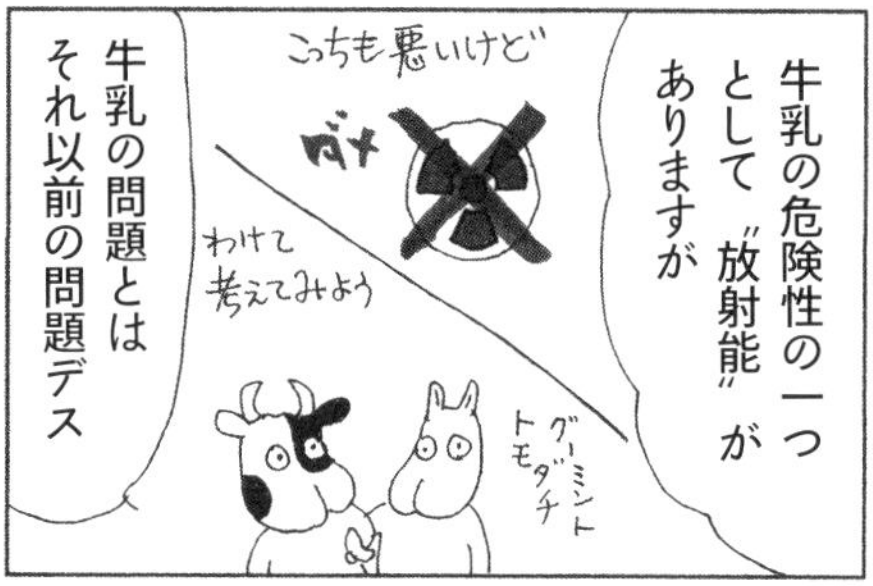

牛乳の危険性の一つとして〝放射能〟がありますが
こっちも悪いけど
ダメ
わけて考えてみよう
グーミントモダチ
牛乳の問題とはそれ以前の問題デス

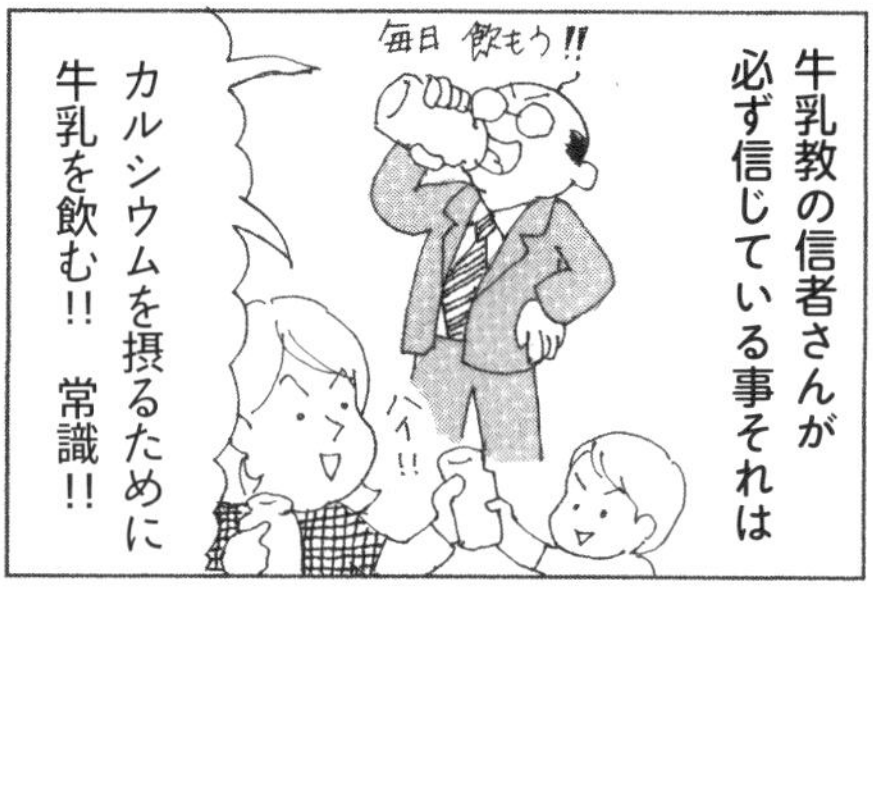

牛乳教の信者さんが必ず信じている事それは
毎日飲もう!!
ハイ!!
カルシウムを摂るために牛乳を飲む!! 常識!!

現代人にとって重大な錯覚の一つが「牛乳」に対する錯覚＝「牛乳は飲めば飲むほど健康に良い」でしょう。

この錯覚はどこから来たのでしょうか。これは戦後のアメリカの占領政策（日本にパン食を定着させてアメリカの小麦を売りつける）に端を発しています。パン食に味噌汁は合いませんので必然的にパンには牛乳ということになります。そして、「牛乳は完全食品だから健康に良い」

という掛け声のもと、学校給食に取り入れられるようになりましたが、すべては産業のため、すべては金儲けのため、すべてはアメリカナイズされた考え方に洗脳するためです。

「牛乳＝カルシウム（完全食品）＝骨（健康）」という洗脳が現代における基本ですが、結論をいえばこれは正しくありません。宮崎大学教授だった島田彰夫氏の言葉を引用します。

「牛乳は栄養価の高い完全食品とよくいわれますが、それは間違いですね。子牛にとっては完全食品でも、離乳期を過ぎた大人の日本人には一切の乳製品は不要です」

確かに、牛乳は子牛（生まれたとき約50キロ）にとってはわずか2～3年で成牛（400～1000キロ）になるのに必要な完全栄養食品です。この牛にとっての「完全食品」を人が摂るとどうなるか。ひと言でいうと、「早熟」と「早老」をもたらします。体は早く大きくなる反面、さまざまな病気にかかりやすくなります。具体的にいうと、牛乳に含まれる乳糖は、ラクターゼという分解酵素によって分解されるのですが、このラクターゼが日本人を含むアジア人、アフリカ人などの場合、離乳期以降は分泌されなくなるのです。

「分解酵素がないのに牛乳を飲み続けるとどうなるか。乳類に含まれているカルシウムが吸収できないだけでなく、他の食品から摂取したカルシウムを体外へ排泄してしまうというデータがすでに1960年代に報告されています」（島田教授）

つまり、骨を強くしようとして飲んだ牛乳が逆効果になるのです。食が欧米化すればするほど、健康にとっては悪いということは数々証明されていることです。

牛乳は腸を汚し、病気を作る

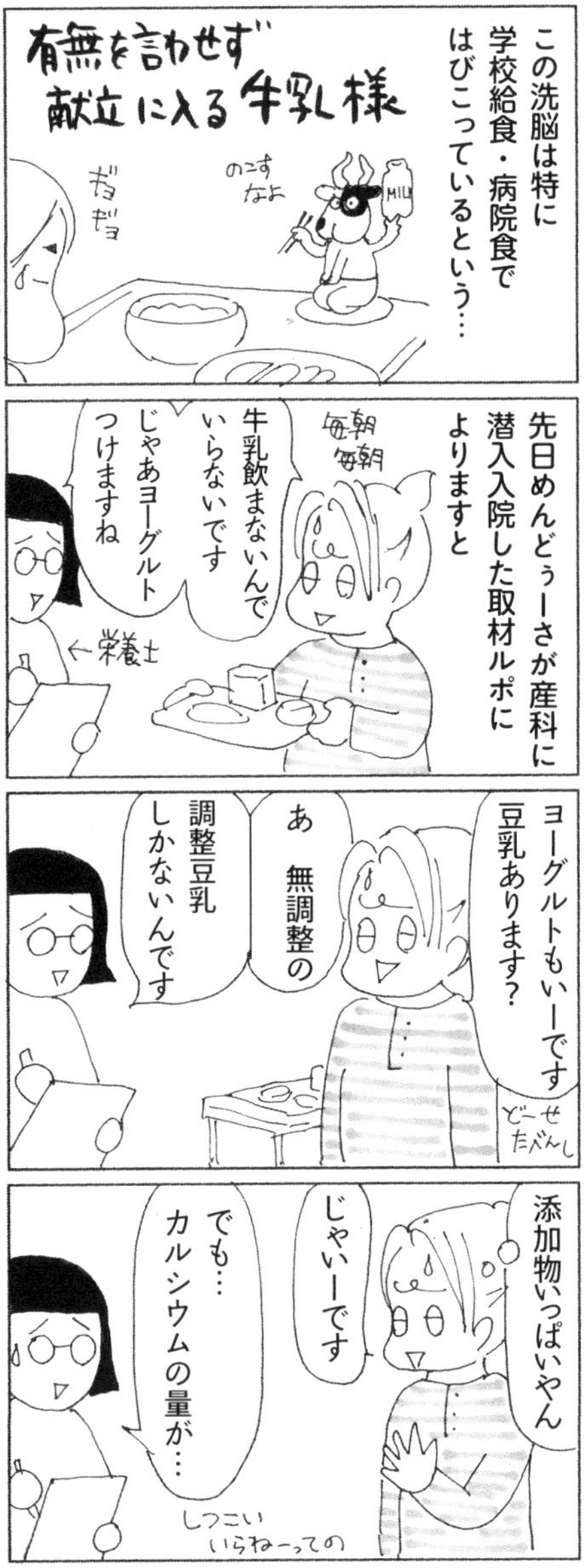
この洗脳は特に学校給食・病院食ではびこっているという…
有無を言わせず献立に入る牛乳様
のこすなよ
MILK
ギョギョ
先日めんどぅーさが産科に潜入入院した取材ルポによりますと
毎朝毎朝
牛乳飲まないんでいらないです
じゃあヨーグルトつけますね
←栄養士
ヨーグルトもいーです 豆乳あります？
あ 無調整の
調整豆乳しかないんです
添加物いっぱいやん
じゃいーです
でも…カルシウムの量が…
しつこい いらねーっての

※結局プロセスチーズになった

日本綜合医学会永世会長の沼田勇博士は、「牛乳はビタミンCを弱める。ビタミンCは骨を健康に保つコラーゲンの合成に不可欠。したがって牛乳は骨を弱めるのです」と、牛乳と骨の関係を説明します。実際、世界で一番、牛乳を飲んでいるノルウェーの骨折率は日本の5倍といわれています。また、国際自然医学会会長・森下敬一博士は、「牛乳は腸（血）を汚しガンをつくる」と述べています。

『What's In Your Milk（あなたの飲んでいるミルクには何が入っている?）』という本でエプスティーン博士はこう警告します。

「ミルクの20％は遺伝子組み換えである。専門用語ではｒＢＧＨと言い、小文字のｒは、recombinant＝組み換え体、ＢＧＨは、牛成長ホルモンである。（略）（ミルクには）ＩＧＦ-１（インスリン様成長因子1）という天然成長因子が極めて高いレベルで含まれている。これは正常な成長を司る因子ではあるが、ｒＢＧＨミルクを飲むと、この成長因子が異常に高いレベルになってしまう。このミルクを飲むと、ＩＧＦ-１は消化作用を生き残り、小腸から血液へと簡単に吸収される。ＩＧＦ-１のレベルが増加すると、乳ガンの危険性が増す。われわれは、これを示す20件の発表を行なっている。また、10件の発表で結腸ガン、別の10件の発表で前立腺ガンの危険性が増すことを示している。さらに問題がある。ＩＧＦ-１の増加は、早期のガンに対抗する自然の体の防衛メカニズム（アポトーシス）を阻害するのである」

結局のところ、こんなに体に悪い牛乳を「体に良いもの」として捏造し売り込むのは、売り込む理由があるからです。ＧＨＱ（連合国軍総司令部）による占領期間中、保健所に勧めることのできた栄養士の条件は、「乳業の専従栄養士」であることでした。また母子手帳は昭和23年、乳業メーカーによって作られ、当時そこには「牛乳（粉ミルク）を飲ませるように」と明記され、カバーには森永乳業、雪印乳業、明治乳業などのコマーシャルが載っていたのです。いかに行政と乳業界が癒着し、牛乳の普及に努めていたのかがよくわかります。

ガンと牛乳の危ない関係

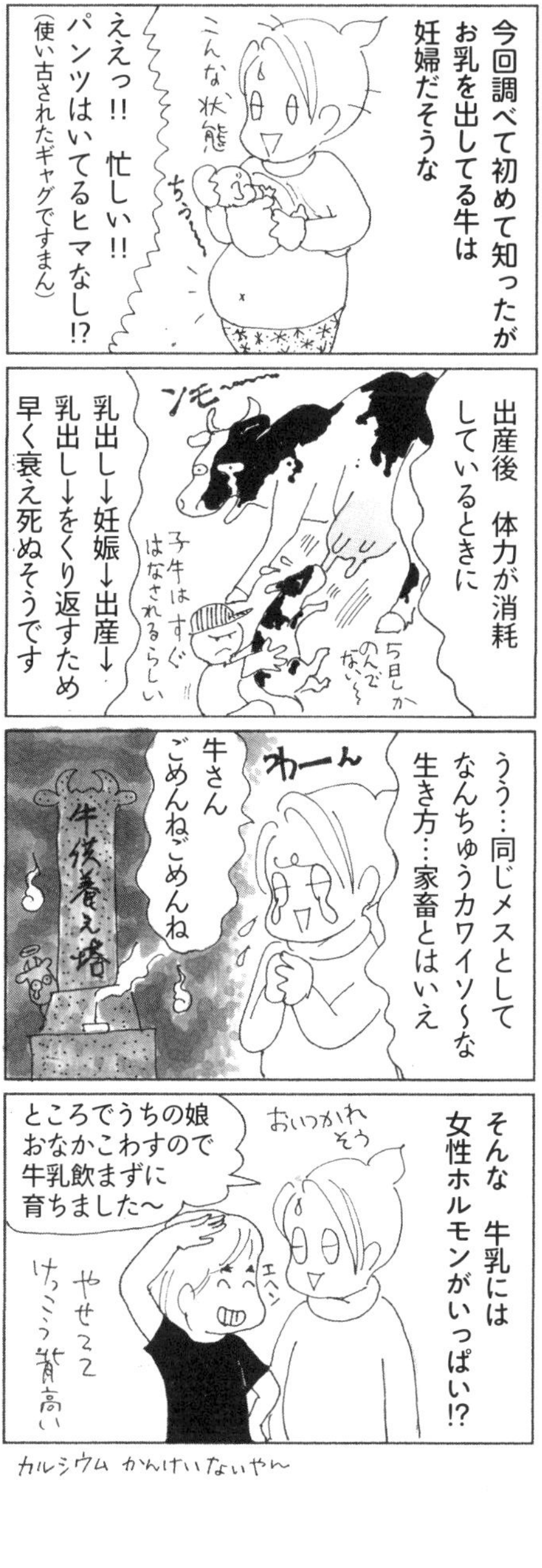
今回調べて初めて知ったが
お乳を出してる牛は
妊婦だそうな
こんな状態
ちゅう〜
ええっ!! 忙しい!!
パンツはいてるヒマなし!?
(使い古されたギャグですまん)
出産後 体力が消耗
しているときに
ンモ〜
子牛はすぐはなされるらしい
5日しかのんでない〜
乳出し↓妊娠↓出産↓
乳出し↓をくり返すため
早く衰え死ぬそうです
うう…同じメスとして
なんちゅうカワイソ〜な
生き方…家畜とはいえ
わーん
牛さん
ごめんねごめんね
そんな 牛乳には
女性ホルモンがいっぱい!?
おつかれそう
ところでうちの娘
おなかこわすので
牛乳飲まずに
育ちました〜
エヘン
やせてて
けっこう背高い
カルシウム かんけいないやん

これまで牛乳に対する批判を展開してきましたが、牛乳やその発酵食品がないと栄養的に生きていくことが難しい地域は確かにあります。土地がやせ、普通には住みにくい環境では牛乳が有効だということはあるでしょう。ただ、ここで繰り返し述べているのは、選択肢があるわれわれの問題であり、健康に対してどうであるかということです。

牛乳の脂肪は、ほとんどがコレステロールを増やす飽和脂肪酸であり、これが動脈硬化、心臓病、脳卒中などの原因にもなっています。

ガンにも牛乳は一枚かんでいるとされます。ジェイン・プラントの『乳がんと牛乳』（径書房）は世界15カ国で翻訳されたベストセラーですが、他にも多数の科学者がそれを指摘しています。畜産で育った乳牛の牛乳には成長ホルモンや女性ホルモンが含まれています。抗生物質も入っています。過酸化脂質も入っています。牛乳が性ホルモン系のガン（前立腺ガン、乳ガン、卵巣ガン）の発症リスクを高めるというのは、いくつも医学研究されています。にもかかわらず多くの日本の医学者はそれを懸命に否定するわけです。

フランク・オスキーという研究者も牛乳の害を指摘しています。2万人の赤ちゃんを検討した統計結果によると、母乳のみの子どもの死亡率は1000人当たり1・5人だったのが、牛乳のみにしたところ1000人当たり84・7人だったそうです。また複数の病気の原因にもなっていることを指摘しており、たとえば多発性硬化症で死亡した2万6000人のアメリカ人の地域分布やさまざまな因子の関係を調べたところ、牛乳消費量と密接な関係が認められたとしています。

日本は食事情が安定しており、いろんな選択肢があります。そういう状況でこれだけの弊害がある牛乳をあえて飲む必要があるでしょうか。私は牛乳については、タバコや酒のような嗜好品として楽しむもので、決して健康を求めて飲むものではないと考えています。

悲しい、モッツァレラチーズの話

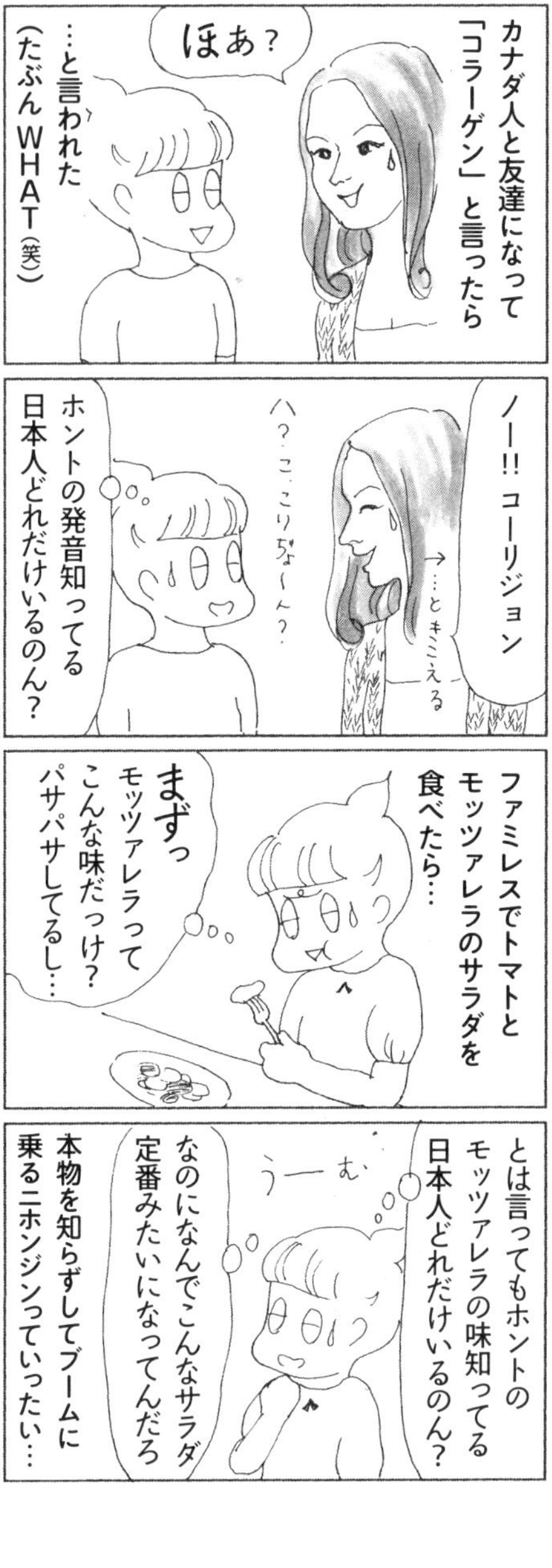
カナダ人と友達になって「コラーゲン」と言ったら
ほあ?
…と言われた
(たぶんWHAT(笑))
ノー!! コーリジョン
→…ときこえる
ハ? こ、こりな〜ん?
ホントの発音知ってる日本人どれだけいるのん?
ファミレスでトマトとモッツァレラのサラダを食べたら…
まずっ
モッツァレラってこんな味だっけ?
パサパサしてるし…
とは言ってもホントのモッツァレラの味知ってる日本人どれだけいるのん?
うーむ
なのになんでこんなサラダ定番みたいになってんだろ
本物を知らずしてブームに乗るニホンジンっていったい…

水牛のミルクで作られる、淡白な味で人気のモッツァレラチーズの悲しい話です。

このチーズを作るために、モッツァレラの産地、イタリア・カンパニア州では、年に5万頭の水牛の雄の子牛が「死ぬためだけ」に生まれてくると、ナポリ大学の教授が発表しました。

水牛の子牛は、肉牛としても使いものにならず、子牛は口を縛られ啼《な》くこともできないのだそうです。啼くと母親に聞こえるからです。

こうして縛りつけられた子牛は、生きたまま捨てられ、渇きと飢えで衰弱し、死んでいくのだそうです。われわれはこうした犠牲を払ってまでしてチーズを食べる必要があるのか、よく考えていただければと思います。

この話はかわいそうといえばかわいそうな話ですが、これはカンパニア州の子牛だけでなく、全畜産動物に共通する内容であることは知っておくべきでしょう。

ちなみに私自身はベジタリアンでもありませんし、それを勧めるわけでもなく、医学的には雑食を推奨しています。そして、畜産などを全否定しているわけでもありません。

ただし私たちは、このように生き物を殺しながら食べているという厳然たる事実を知ることを怠ってはいけません。

私たち人類も等しく動物であり、何かを殺して食べない限り生き延びてはいけないという事実、そしてその代わりにわれわれ人間も死んで土にかえるという事実を認識することが重要なのです。

肉食であっても草食であっても食べることに関しては、脳ではなく体の声を聞けば十分なことです。それ以上に必要なことは、自分が（細菌や寄生虫などに）食べられる存在であることを自覚し、死ぬべきときに素直に死に、自然の最低限の摂理に従うことではないでしょうか。

第3章 食卓には今日も、食品添加物

カロリーゼロでも肥満を招くアスパルテーム

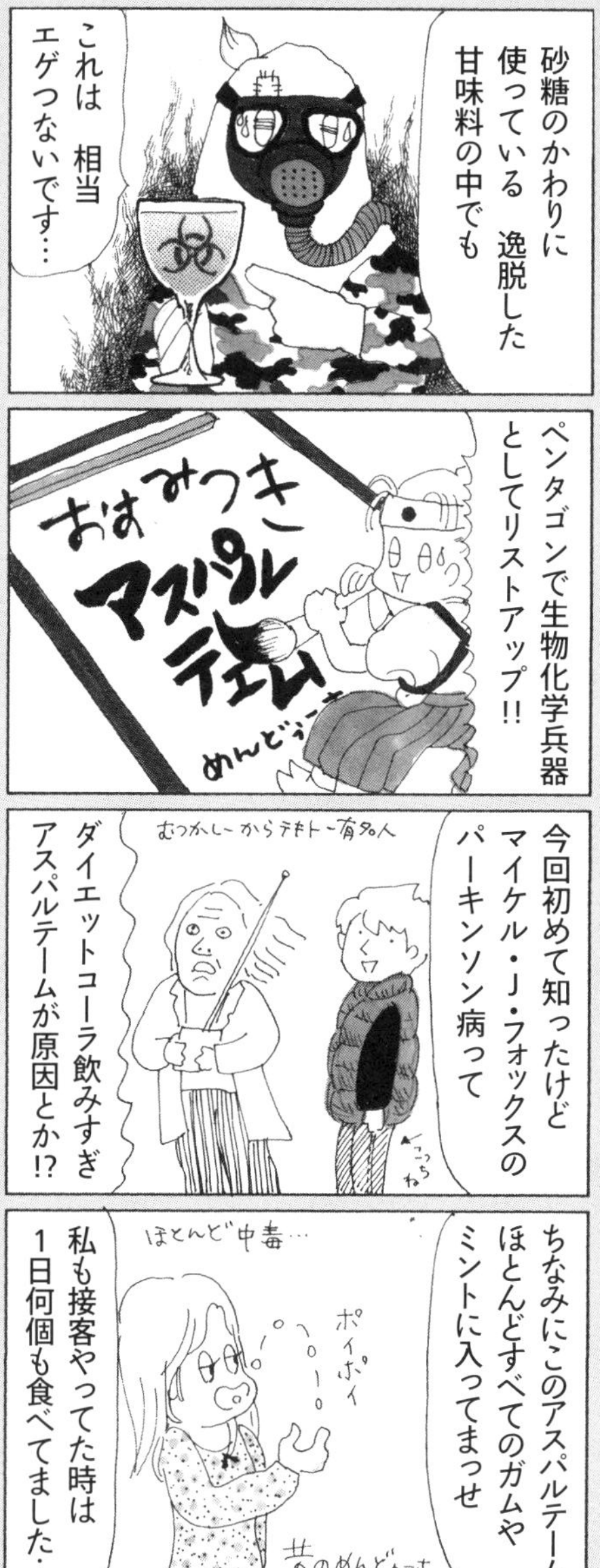
砂糖のかわりに使っている　逸脱した甘味料の中でも
これは　相当エゲつないです…
ペンタゴンで生物化学兵器としてリストアップ!!
おすみつき
アスパルテーム
今回初めて知ったけど マイケル・J・フォックスの パーキンソン病って
むつかしーからテキトー有名人
ダイエットコーラ飲みすぎ アスパルテームが原因とか!?
ちなみにこのアスパルテーム ほとんどすべてのガムや ミントに入ってまっせ
ほとんど中毒…
私も接客やってた時は 1日何個も食べてました…
ポイポイ
昔のめんどぅーさ

ドナルド・ラムズフェルド元国防長官の名前は多くの方がご存知でしょうが、彼が人工甘味料「アスパルテーム」で儲けたことも一部の人のあいだでは有名です。この事実は、大金持ちたちにとって武器・医薬品・食品は同じものだということを端的に示しています。

彼らはこれらの害悪を知らないのではなく、人体に有害なものを意図的に蔓延させているのです。もちろん、その裏には消費者が「安いもの、美味しいもの、綺麗なもの、簡単に調理できるもの、すぐ食べられるもの、珍しいもの、新しいもの」を求めるために、企業が安全面よりも売れるもの、利益の出るものを優先し有害食品が普及するという構図があるわけですが。

アスパルテームのような人工甘味料は、体重を増加させる傾向があります。体重の増減にはカロリー摂取量以外にも要因があります。アスパルテームが体重を増加させる理由の一つは、フェニルアラニンとアスパラギン酸です。この2つのアミノ酸は、アスパルテームの90%を占め、インスリンとレプチンというホルモンの放出を急速に促進することで知られています。これらのホルモンは、満腹感と脂肪の蓄積に複雑に絡んでいて、インスリンとレプチンは、新陳代謝を制御する主要なホルモンでもあります。つまり、砂糖からカロリーを摂らなかったとしても、アスパルテームによってインスリンやレプチンの値は上昇し、これは、肥満、糖尿病ほか、今日蔓延している多くの慢性病の要因となります。

多くの人が減量のために人工甘味料を使っているようですが、皮肉なことに、その有効性を慎重に検証したほぼすべての調査において、人工甘味料を使った人は普通の炭酸飲料を飲んだ人より、むしろ体重が増えたという結果が出ています。健康にはちっとも良くないのに、目先の便利さだけを考え、自分の体をこのような化学物質で壊しているんですね。

さらにこのような代替甘味料は大脳辺縁系の報酬回路を刺激するとされ、いわゆる麻薬に近いのです。そこに依存症の罠が仕掛けられている重要性に気づいてください。

スクラロースはさまざまな食品に浸透中

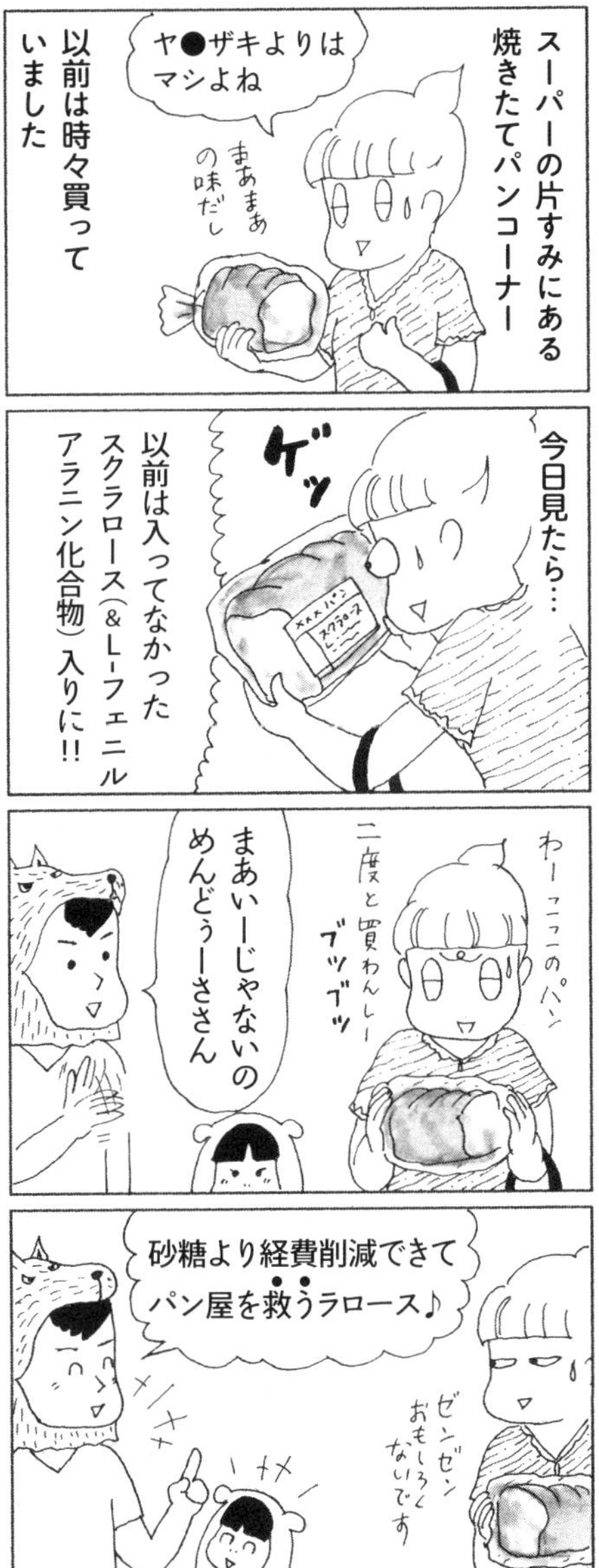
スーパーの片すみにある焼きたてパンコーナー
ヤ●ザキよりはマシよね
まあまあの味だし
以前は時々買っていました
今日見たら…
ゲッ
×××パン スクラロース
以前は入ってなかったスクラロース(&L-フェニルアラニン化合物)入りに!!
わー ココのパン
二度と買わんしー
ブツブツ
まあいーじゃないのめんどうーささん
砂糖より経費削減できてパン屋を救うラロース♪
ゼンゼンおもしろくないです

アスパルテームの問題が取り上げられるようになり、多くの企業が違う人工甘味料に切り替えなければならない状況に追い込まれる中、最近急激に売上げを伸ばしている人工甘味料がスクラロースです。砂糖のように体内で炭水化物として消化・吸収されないのでカロリーはゼロであるうえ、飲料品では味を良くし、保存性を高め、乳製品では乳酸菌に影響を受けず甘味が保たれるといった具合に、まさに万能の添加物なのです。それゆえ、いまやアスパルテーム以上にほとんどの加工食品に入っているのが観察できます。でも結局、構造や結果は同じなんです。

スクラロースの分子には塩素がついていて、これだけでも毒性があると推測されるのですが、塩素の分子と炭素の分子をくっつけるとオルガノクロライドと呼ばれます。一般的によく知られるオルガノクロライドは、ダイオキシン、ＰＣＢなどです。

スクラロースは砂糖の６００倍の甘さがあるといわれています。加熱して１３８度になると、塩素系ガスを発生します。甘いものにさらに毒を追加した不健康な物質、それがスクラロースなのです。

たとえば動物実験などで以下のようなことが指摘されています。

成長の遅れ、赤血球の減少、甲状腺の働きの衰え、マグネシウムとリンの欠乏、肝臓・脳の肥大、肝臓細胞異常、卵巣収縮、白内障の可能性が高まる……。

もっとも重要なことは、それがアスパルテームであれスクラロースであれほかの甘味料であれ、なぜダメであるかその理由を理解できるかどうかです。さらにいえば、では何を食べればいいのか、ということを勉強するということが大切です。

「１００％の安全」を求めるのは無理かもしれませんが、それを日々意識するだけで、健康や精神状態は大きく変わるということを忘れてはなりません。

「トクホが健康にいい」と考える〝グーミン〟

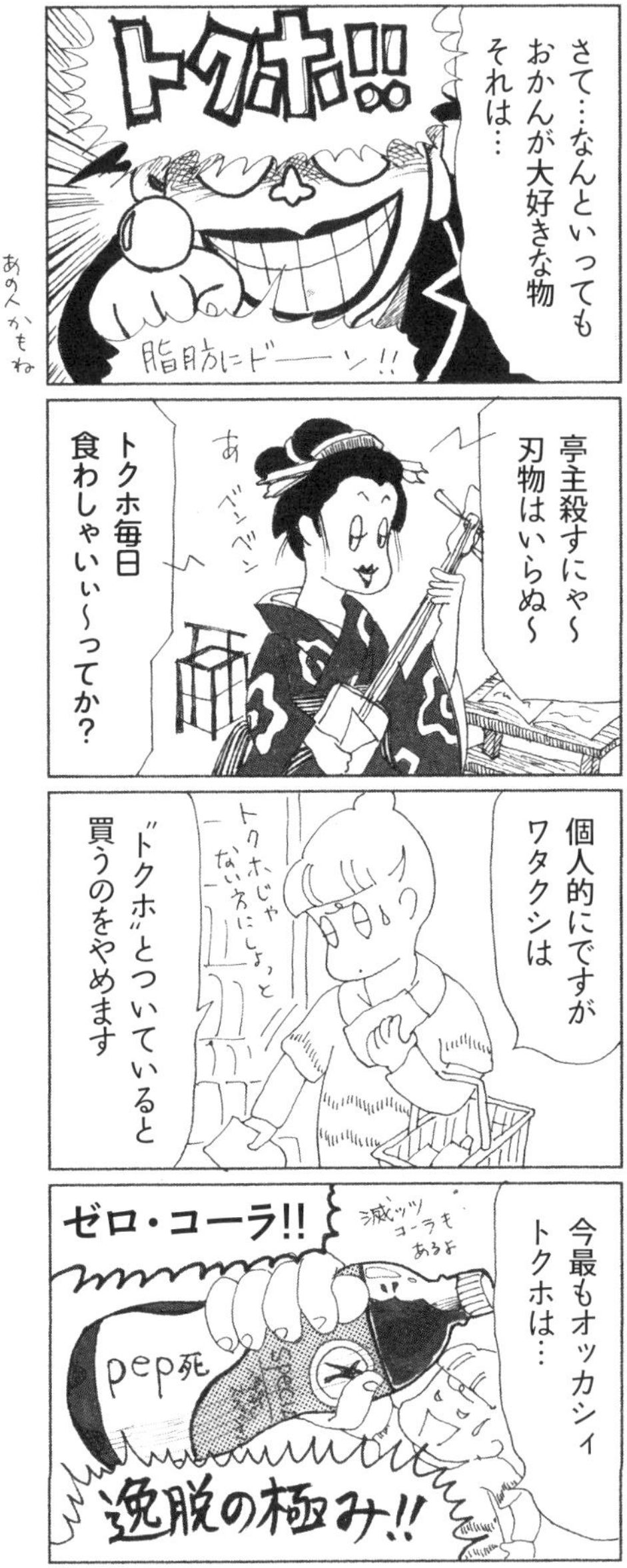
さて…なんといっても
おかんが大好きな物
それは…
トクホ!!
脂肪にドーン!!
あの人かもね
亭主殺すにゃ〜
刃物はいらぬ〜
あ ベンベン
トクホ毎日
食わしゃいぃ〜ってか?
個人的にですが
ワタクシは
トクホじゃないのにしよっと
〝トクホ〟とついていると
買うのをやめます
今最もオッカシィ
トクホは…
ゼロ・コーラ!!
減ッツコーラもあるよ
pep死
逸脱の極み!!

「特定保健用食品（トクホ）」なら安全かと思っている人がいるようですが、これは明らかに大きな間違いです。これらは厚生労働省が審査して許可したものですが、実際のところ詳しい研究や実験が行なわれているわけでもありませんし、商売的な色合いが強い商品ばかりです。何も疑わずCMを信じるのは厚労省と企業に洗脳されているといって過言ではありませんが、むしろグーミンたちは自ら望んでそうありたいようにみえます。

その中でもトクホのコーラは心の底から笑える商品です。これまでの砂糖や人工甘味料の記事を読んでみて、いまだにこれが「特定保健用食品」として本当に健康のためになると思っているのなら、その人は相当のグーミンでありましょう。

コーラの中身はアスパルテームやアセスルファムカリウム、つまり人工甘味料です。コーラを製造する飲料メーカーは、国民を欺いて中毒者になってもらえば売上げが上がって万々歳という会社にすぎません。メディアで嘘を垂れ流せば国民はさっさとダマされてくれるし、有名芸能人を使っておけばファン層も取り込めて申し分ないというわけです。有名芸能人たちは、日々子どもを甘いもの中毒にするためにせっせと宣伝を続けています。

コーラやトクホの問題は、総論としては世界銀行、IMF（国際通貨基金）、WTO（世界貿易機関）、OECD（経済協力開発機構）、WFP（国連世界食糧計画）、FAO（国連食糧農業機関）、そしてWHO（世界保健機関）などの「人々を不健康にする」機関が、欺瞞丸出しで世界を破壊・支配してきた、その枝葉の話にすぎません。

この機関を動かしているのがバイオ企業であり、米国政府であり、ロックフェラー財団やゲイツ財団であり、さらにその上の大金持ちたる支配者層がいるのです。

われわれはもっとこうした事実を知る必要があります。知ることにまさる自衛の手段は存在しないのです。

人工甘味料は製薬会社が作り出した

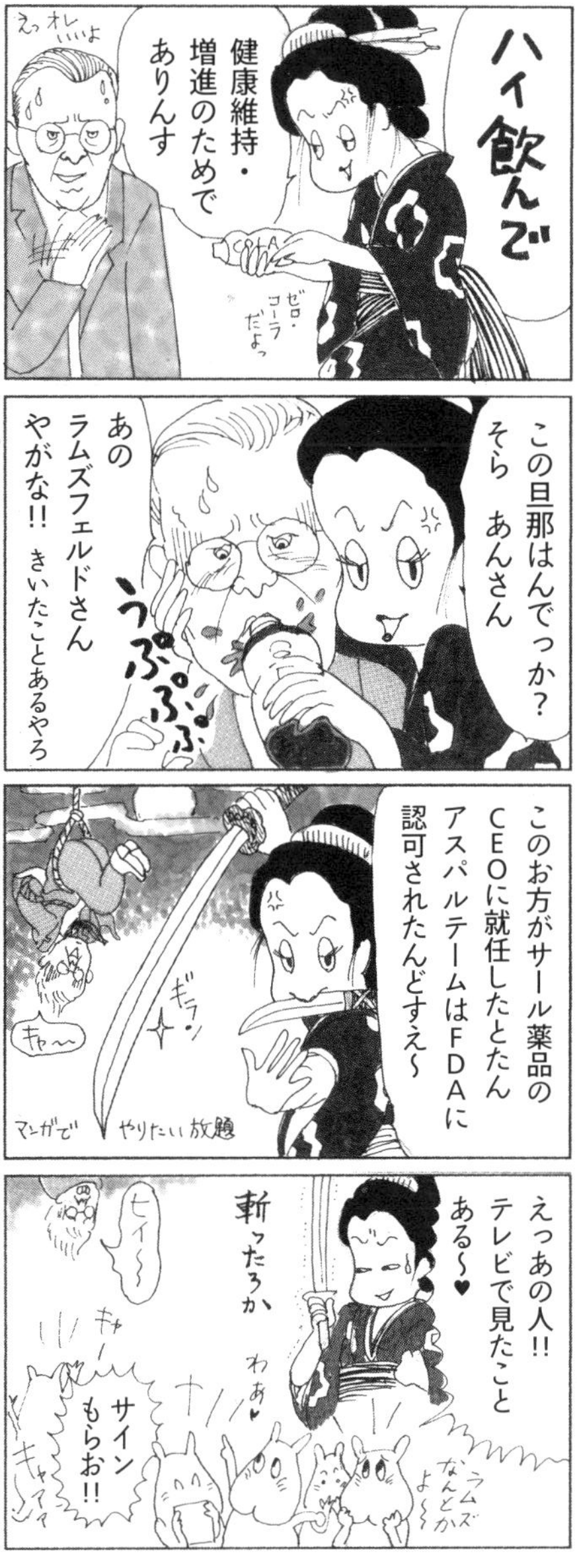
ハイ飲んで
健康維持・増進のためでありんす
ゼロ・コーラだよっ
えっオレいいよ
この旦那はんでっか？ そら あんさん
あのラムズフェルドさんやがな!! きいたことあるやろ
うぷぷぷ
マンガやし なんでもでけるわ
このお方がサール薬品のCEOに就任したとたんアスパルテームはFDAに認可されたんどすえ～
ギラッ
キャ～
マンガで やりたい放題
えっあの人!! テレビで見たことある～♥
斬ったろか
ヒィ～
サイン もらお!!
キャ！
わあ♥
ラムズなんとかよ～
キャアァ

何十年も前から人工甘味料は物議を醸してきましたが、もはや人々はそれすら思い出すことを忘れてしまったようです。最初は「チクロ」が有名でした。発ガン性があることがわかり、１９６９年に使用禁止になりました。その次に現れたのがサッカリンでした。やはり発ガン性があるとされ一度は使用禁止になったものの今は使われていません。で、今はアスパルテームやスクラロースってわけです。

アスパルテームなどは数多くの現代病の原因とされ、健康被害を訴える多くの人々がアメリカで訴訟を起こし、少なからぬ数の科学者や医者がその危険性を科学的見地から訴えていますが、そんなこと日本人が知るわけありませんね。だってほとんどの日本人は本当の意味での健康には興味がなく、新聞やテレビから垂れ流される情報を真に受けるのですから。

そもそもアスパルテームは、１９６５年にサール薬品が化学的に合成した人工甘味料であり、製薬会社が作ったものです。研究者たちはアスパルテーム中のフェニルアラニンが霊長類にてんかんを引き起こしたり、アスパラギン酸が子ネズミの脳に穴をあけたりすることを知っていたとされています。しかし実際はそんなことは隠され、１９７３年に食品添加物としてアスパルテームの認可を行政組織に申請。紆余曲折を経て、ラムズフェルドが事態を打開し、認可を通すことに一役買いました。

アメリカのある研究家の検証では、アスパルテーム製造企業から研究費を出資された研究機関の74論文すべてが、「アスパルテームは安全である」と結論したのに対し、その他の独立研究機関の90論文のうち83論文が「脳腫瘍などの致命的な健康被害をもたらす危険性がある」と結論しているそうです。これらの実験に関わった多くのＦＤＡ（米国食品医薬品局）の職員は、実験の直後にアスパルテーム製造企業に職を得ています。よーするに天下りです。

このような危険な物質をなぜ政治家が肝いりで認可させるのか、人々は想像力を働かせて考える必要があるということです。

WHO報告から消された、グルタミン酸ナトリウムの危険性

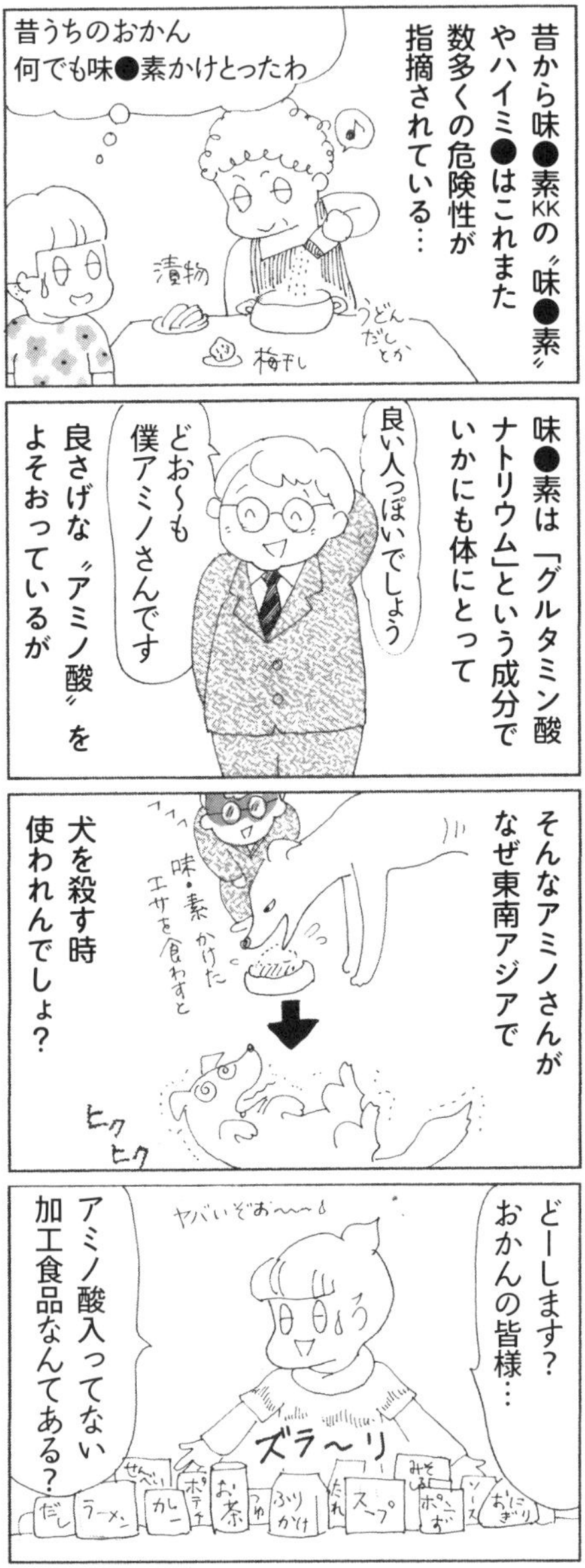
昔から味●素KKの〝味●素〟やハイミ●はこれまた数多くの危険性が指摘されている…
昔うちのおかん何でも味●素かけとったわ
漬物
うどんだしとか
梅干し
味●素は「グルタミン酸ナトリウム」という成分でいかにも体にとって
良い人っぽいでしょう
どお〜も僕アミノさんです
良さげな〝アミノ酸〟をよそおっているが
そんなアミノさんがなぜ東南アジアで
犬を殺す時使われんでしょ？
味・素かけたエサを食わすと
ヒクヒク
どーします？おかんの皆様…
アミノ酸入ってない加工食品なんてある？
ヤバいぞお〜〜
ズラ〜リ
せんべい
だし
ラーメン
カレー
ポテチ
お茶
つゆ
ふりかけ
たれ
スープ
みそ
ポン酢
ソース
おにぎり

グルタミン酸ナトリウムと聞くと私たちの年代では、「味の素」を思い出します。一時騒がれてグルタミン酸ナトリウムは危険だとの認識は広がっていたはずなのに、いつの間にか隠れて至るところで使われているようです。

昭和40年代、なんとWHOの専門家委員会が出した報告書にグルタミン酸ナトリウムのADI（一日摂取許容量）が設定されています。とくに生まれて2カ月までの乳児には与えてはい

けないとなっていたのです。しかしこれは味の素にとっては致命的なものであり、企業側の必死の働きかけでＷＨＯの報告書から消えました。

ワシントン大学のジコン・Ｗ・オルニー博士は、グルタミン酸ナトリウムを生まれて間もないネズミに飲ませると目の網膜に異常が起きるという報告をもとに、その原因を究明する研究をしていました。この研究中にグルタミン酸ナトリウムを与えられたネズミが異常になっていることに気がついたのです。原因はグルタミン酸ナトリウムにより、脳下垂体という、成長や性成熟に関係する重要な脳の器官がやられていたためだったのです。アメリカのラッセル・ブレイロック博士などもこれが興奮毒であることを厳しく指摘しています。ほかにも肝臓や卵巣、子宮や副腎にも異常が認められ、この異常はマウスの他にもラット、ウサギ、ニワトリ、アカゲザルなどでも確かめられたとされています。

さらに、グルタミン酸ナトリウムを摂ることによって、肥満が増えているのです。グルタミン酸ナトリウムは、内臓脂肪増加の要因となり、空腹感と脂肪蓄積の悪循環を招き、心臓病や糖尿病、メタボリックシンドロームのリスクを高める作用があります。

このような危険な物質が、だしの素、漬物、即席麺、かまぼこ、ソーセージ、ポテトチップス、せんべいなどほとんどの加工食品・調味料に非常に広く、安易に使用されているのが現状なのです。

よく考えたら、目先のことしか考えない愚かな人類にはぴったりの食材かもしれません。

石油から作られる、色とりどりの食品添加物

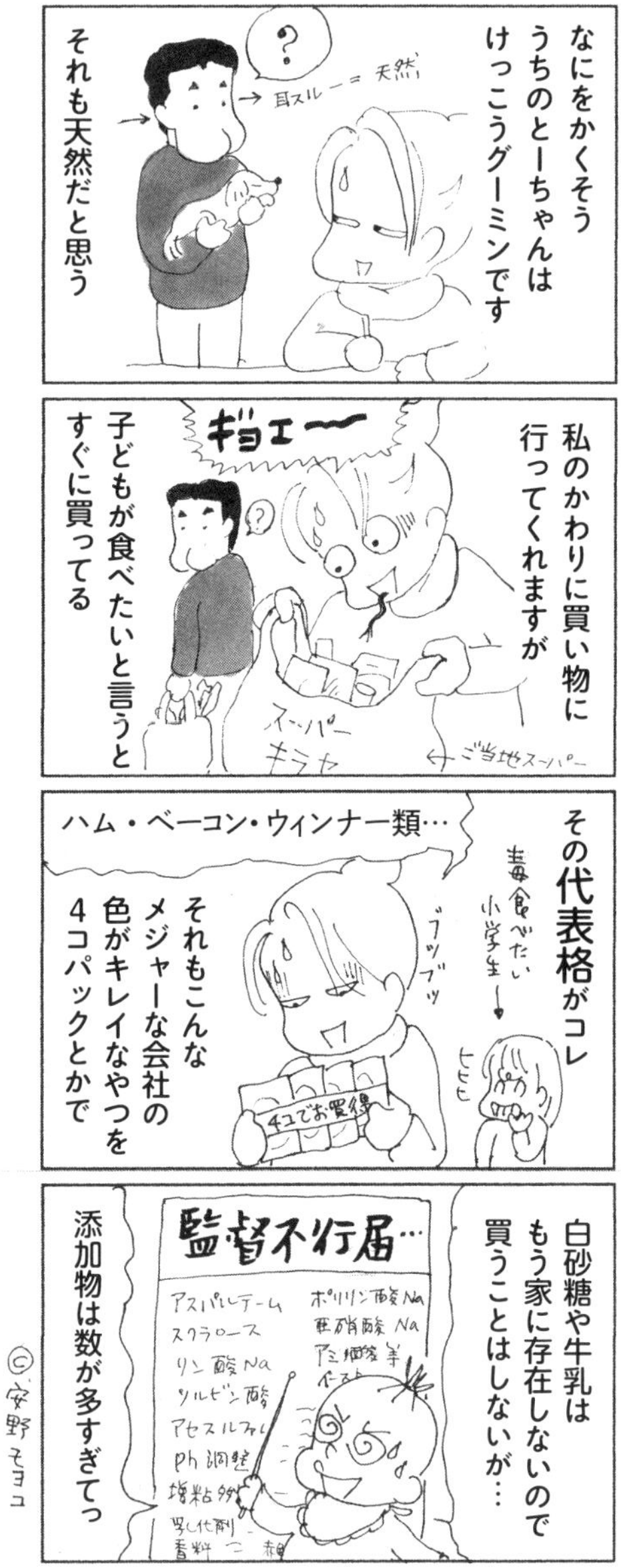
なにをかくそう
うちのとーちゃんは
けっこうグーミンです
？
耳スルー＝天然
それも天然だと思う
私のかわりに買い物に
行ってくれますが
ギョエ〜
？
子どもが食べたいと言うと
すぐに買ってる
ご当地スーパー
その代表格がコレ
ハム・ベーコン・ウィンナー類…
毒食べたい小学生
ブツブツ
ヒヒヒ
それもこんな
メジャーな会社の
色がキレイなやつを
4コパックとかで
4コでお買得
白砂糖や牛乳は
もう家に存在しないので
買うことはしないが…
監督不行届…
アスパルテーム
ポリリン酸Na
スクラロース
亜硝酸Na
リン酸Na
ソルビン酸
アセスルファム
pH調整
乳化剤
添加物は数が多すぎてっ
©安野モヨコ

食品添加物については書きだすと本当にきりがありません。そして、その危険性もネットやさまざまな著作物で調べればすぐに勉強することができますが、グーミンにもはや勉強などという言葉は存在していないようです。

たとえば安息香酸、安息香酸ナトリウム（栄養ドリンクや清涼飲料水に添加されることが多い発ガン性のある保存料）、ＢＨＡ／ＢＨＴ（酸化防止剤）、グルタミン酸ナトリウム（ワクチンにも入

っていた点で注目。いわゆる味の素)、ソルビン酸、ソルビン酸カリウム、亜硝酸ナトリウム(発色剤。急性毒性が非常に強く、発ガン性物質のニトロソアミンに変化)、赤色2号、赤色3号、緑色3号、コチニール色素、青色1号、黄色4号、カラギーナンなど、あげ出すときりがありません(『食品添加物の危険度がわかる事典』渡辺雄二著、ベストセラーズ)。

これらのほとんどすべてが石油精製物質であり、着色料はどれも発ガン性が高く、アレルギーなども誘発しやすいことが動物実験でも明らかになっています。また組み合わせによりさらなる発ガン性物質を生み出すこともわかっています。

日本における食は海外先進国から見ても突出してひどい状況に置かれています。たとえば、市販のソーセージなんて、添加物の多さを知ったらとても食べる気にはなれないでしょう。化学調味料、保存料のソルビン酸カリウム、増粘多糖類、リン酸ナトリウム、タール系着色料、亜硝酸ナトリウム、pH調整剤など色とりどりの添加物まみれです。

濃度も種類も欧米で規制されている添加物が平気で使われているのが日本の現状です。本来これらはすべて廃止されねばならないのですが、いきなりそこまでは行けなくても、欧米、とくに北欧くらいのレベルまで規制が進まねば、人々は健康になどなれません。

本書をお読みの方は健康に興味と関心をお持ちだと思いますが、真の健康は自分だけいい食材を食べているということでは果たせません。この社会自体を変えようとする努力が必要なのです。

私たちは一日80種類の食品添加物を食べている！

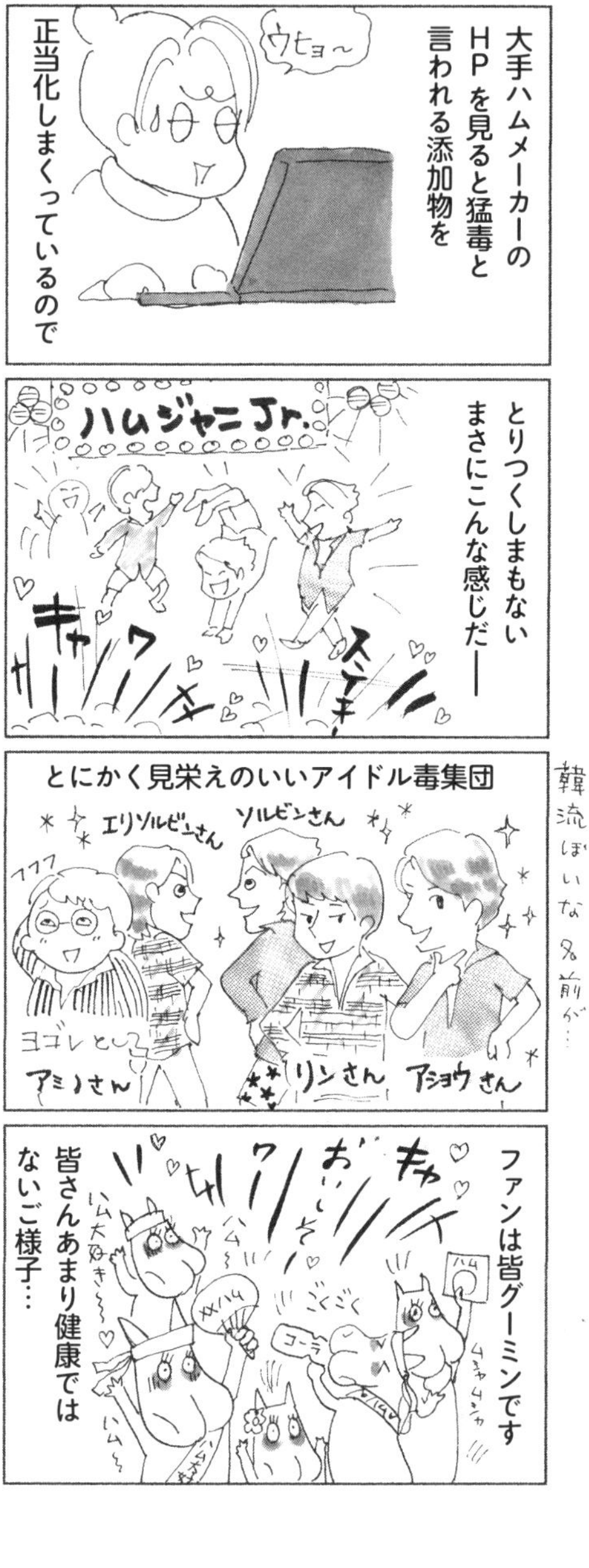

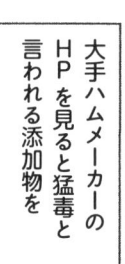

大手ハムメーカーのHPを見ると猛毒と言われる添加物を
ウヒョ〜
正当化しまくっているので
とりつくしまもない
まさにこんな感じだ——
ハムジャニJr.
キャー
ステキ
とにかく見栄えのいいアイドル毒集団
エリソルビンさん
ソルビンさん
フフフ
ヨゴレとして
アミノさん
リンさん
アショウさん
韓流ぽいな名前が…
ファンは皆グーミンです
おいしそ
ごくごく
コーラ
ムシャムシャ
皆さんあまり健康ではないご様子…

私たちは、一日に約80種類以上の食品添加物を食べているそうです。食品添加物は、単体（一種類ごと）でしか、チェックされていないのが現状です。しかし食品添加物にも食べ合わせというか組み合わせがあります。

水道水に含まれているトリハロメタンという発ガン性物質は、川などの水に含まれる有機物に、浄水場で殺菌用に使用される塩素化合物が化学反応して生成されます。このように物質同士が化学反応を起こすことは自然界ではよくあり、添加物においても同様です。とくに添加物入りの食品の場合、さまざまな方法で調理され、その過程で複雑な化学反応が起こることも容易に想像できるのです。

たとえば、食品の色味をよく見せるための発色剤に亜硝酸ナトリウムが用いられます。また食品を長期間保存するための保存料としてソルビン酸があります。この2つが化学反応を起こすと、発ガン性の疑われる物質を作り出すことが知られています。ちなみに亜硝酸塩は人間の唾液にも含まれているので、われわれの口の中で化学反応が起こっていることになります。

実際のところ、添加物の組み合わせも無数にあるうえに、その実態については調べたくても調べられないので、正直なところ私もどこまで闇が深いのかわかりません。

食品の着色料にはこれまで鉛、クロム、ヒ素のような有毒物質が使用されていましたが、これらの多くは発ガン性があることがわかっています。鉱油は1900年代中頃にロックフェラー研究所がガンの治療薬として推奨していたものだそうですが、その後は多くのサラダドレッシングに使われていたそうです。この物質は人体がビタミンその他の必要な栄養素を吸収するのを妨げることがわかっており、サラダとサラダドレッシングを食べると、とても不健康になれるわけです。

このような大金持ちたちが、なぜ添加物を入れるようになったのか、その「真の目的」に気づいてもらえればうれしいのですが。

パンは添加物のカタマリだった

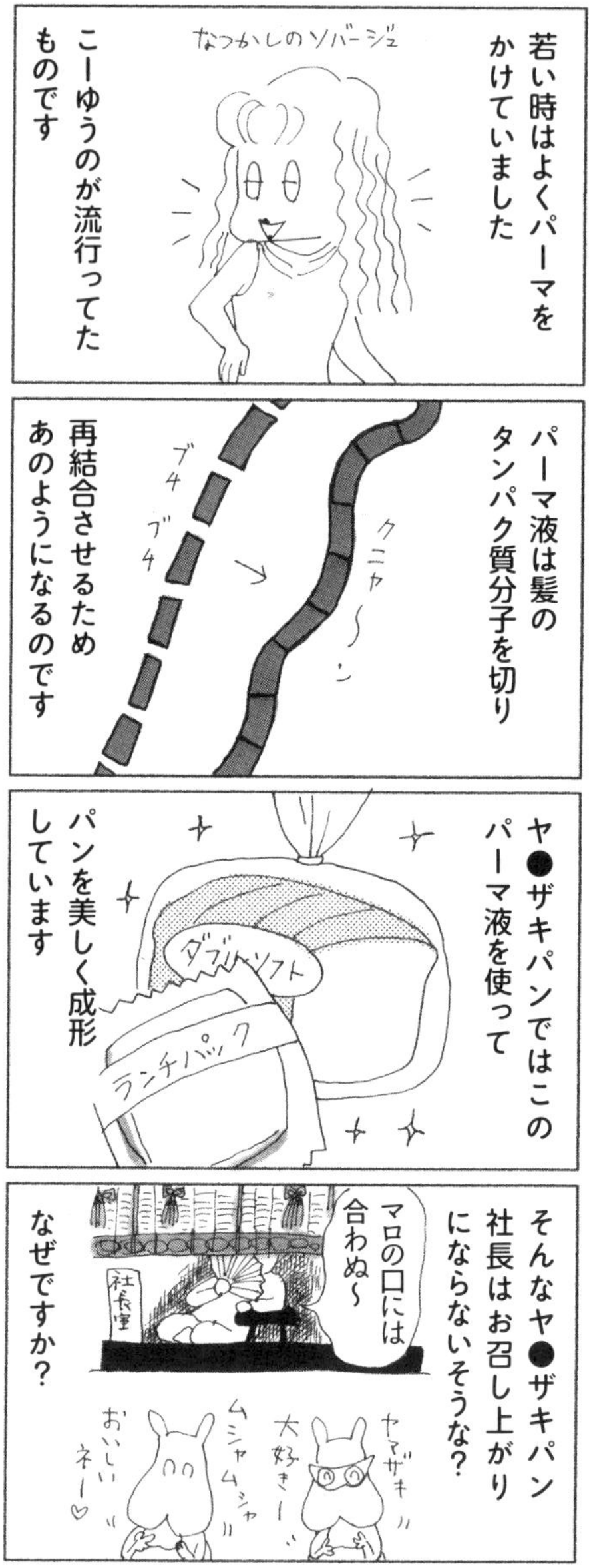
若い時はよくパーマを
かけていました
なつかしのソバージュ
こーゆうのが流行ってた
ものです
パーマ液は髪の
タンパク質分子を切り
クニャ〜ン
ブチブチ
再結合させるため
あのようになるのです
ヤ●ザキパンではこの
パーマ液を使って
パンを美しく成形
しています
ダブルソフト
ランチパック
そんなヤ●ザキパン
社長はお召し上がり
にならないそうな？
マロの口には
合わぬ〜
社長室
なぜですか？
ヤマザキ〜
大好き〜
ムシャムシャ
おいしい
ネー

スーパーなどで市販されているほとんどのパンは添加物のカタマリといってもいいでしょう。手作りしてみればわかりますが、惣菜パンなんて本当なら一日で腐ってしまうはずです。それが何日も持つわけですから……。

たとえばヤマザキパンが使用している「臭素酸カリウム」は、世界中で使用が禁止されている食品添加物ですが、なぜか日本では使用が認められています。これは自然界には存在しない強力な発ガン性物質で、中国ですら使用を禁止しているようですが、ヤマザキは堂々と使用しています。これは膨らみや食感をよくする添加物で、「ランチパック」など、ふわふわした美味しそうなパンに入っているのです。

「毎日の朝食をこのメーカーのパンで済ませている子どもが多いと思いますが、これらが子どもの体を作る一部であってはならない。本来、理想的な子どもの朝食は、ごはんと味噌汁が基本ですが、毎日そうもいかない。しかし、ふわふわやわらくて甘いパンよりも、バゲットやライ麦パンにジャムをぬって食べる。かみしめるほどに美味しいパンはたくさんあります。加工品に慣れた子どもの舌をリセットさせる。大人も同じです」というのは、ジャーナリストの郡司和夫氏による警告です。ネットで彼を検索すれば、これまたおなじみのように「トンデモ人物」として出てきます。医学的にまともなことを言っていても「トンデモ扱い」されるのには、当然ながら理由があります。この世界では本当の意味で「まともなこと」をすると儲からないのです。逆にいうと儲かっている企業たちというのは健康・医学・科学的にいってもまともなことなどしていない。だから「まともなこと」を言う人たちを中傷して、自分たちが「まともである」と情報操作する必要があるわけです。

そもそもヤマザキのパン以外でも、クリームやツナマヨの入ったパンを食べている人々は、それがまともな食事だと思っているのでしょうか？　毒物だらけなのを知って食べるのならいいですが、だったら病気になっても泣き言は言わないことですね。

発見!「おかわり自由コーヒー」のカラクリ

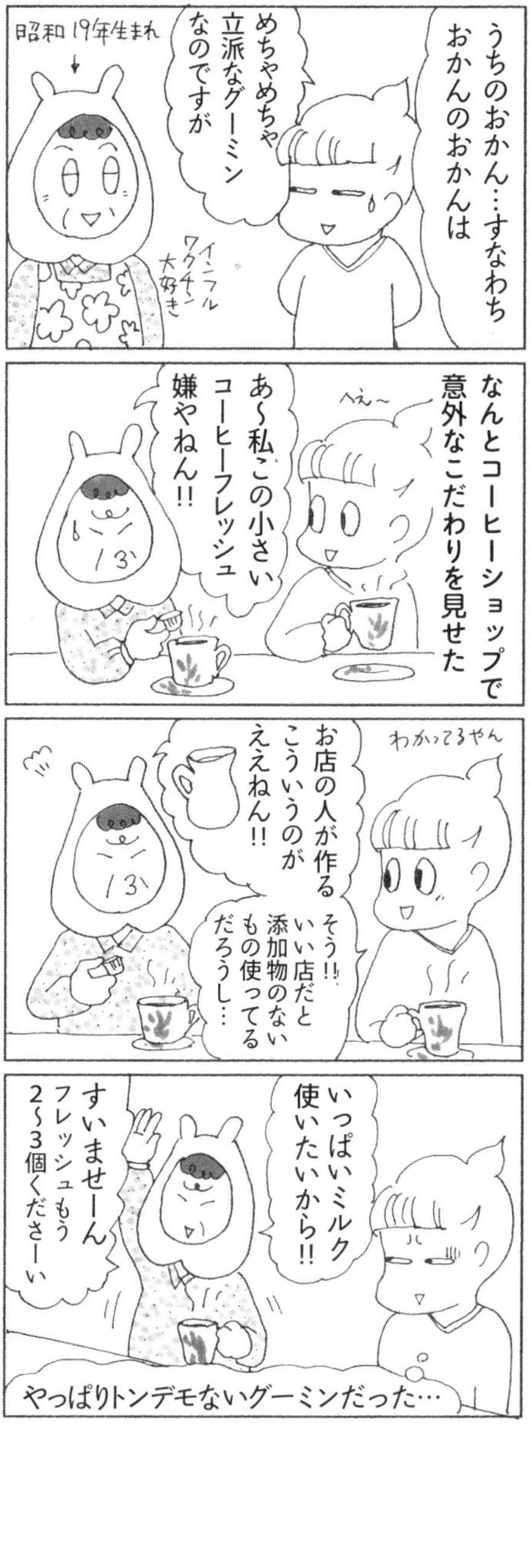
うちのおかん…すなわち
おかんのおかんは
めちゃめちゃ
立派なグーミン
なのですが
昭和19年生まれ
インフル
ワクチン
大好き
なんとコーヒーショップで
意外なこだわりを見せた
へえ～
あ～私この小さい
コーヒーフレッシュ
嫌やねん!!
わかってるやん
お店の人が作る
こういうのが
ええねん!!
そう!!
いい店だと
添加物のない
もの使ってる
だろうし…
いっぱいミルク
使いたいから!!
すいませーん
フレッシュもう
2～3個くださーい
やっぱりトンデモないグーミンだった…

ファミレスにはドリンクバーが定番で、コーヒーは飲み放題、コーヒーフレッシュは使い放題になっていますが、採算が合うのかと思ったことはありませんか?

こんなことができるのは裏があって、ここでも無数の化学物質と添加物が使われています。

おかわり自由のコーヒーは「コーヒー豆から何百杯もしぼりだす魔法のテクニック」を使っているそうです。

『食品のカラクリ』（郡司和夫著、宝島社）に、飲み放題のコーヒーは通常の3倍もの抽出が可能な添加物（リン酸塩）を使用するというトリックが書かれてあります。

①通常のコーヒーは豆100グラム＝10杯だが……
②通常の3倍もの抽出が可能な添加物でおかわりOK
③失われた風味も添加物で回復可能

食品添加物のリン酸塩（増量剤）をコーヒー粉に混ぜると、抽出増量作用でコーヒーが何杯もできるそうです。しかしそれだとコーヒーの苦味と香りがなくなるので、その代わりに新たな添加物として、合成香料（酢酸《さくさん》ベンジル、ジメチルチオエーテル、β‐ナフトールエチルエーテル）などを加えると説明されています。

植物性生クリームなども部分水素添加植物油もしくはパーム油を主原料にしていますが、パーム油にはもともと発ガン性があり食用には向かない油で、さらにBHAという危険極まりない添加物まで入っています。また、クリーム状にするために大量の乳化剤も入っています。コーヒーに入れるコーヒーフレッシュだけじゃなく生クリームも不健康で安上がりなんです。

私はコーヒー派ではなく紅茶派ですが、ミルクも砂糖も入れません。コーヒーや紅茶を飲むなということではなく、本物を楽しみましょうということです。高いというなら自分で作れば安くできるんですから。

第4章 世界に広がる！遺伝子組み換え食品

国際機関は遺伝子組み換え食品を猛プッシュ

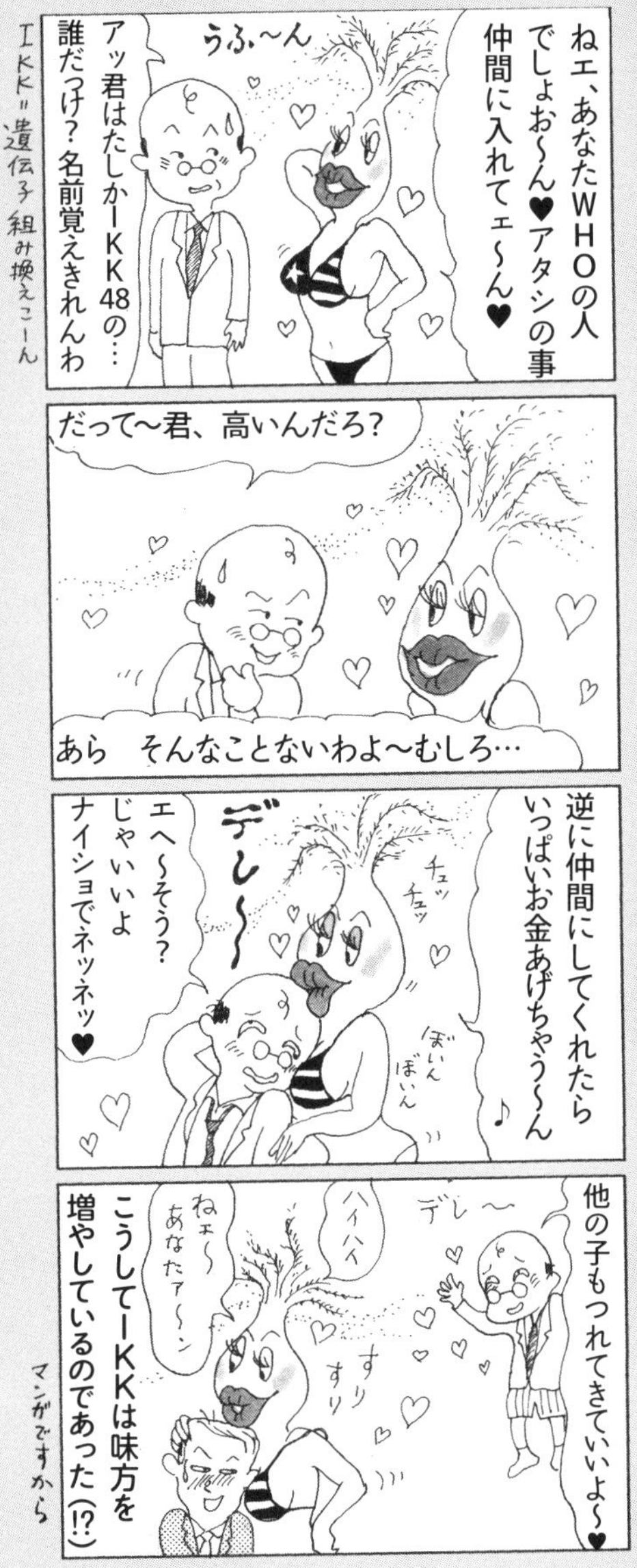
ねエ、あなたWHOの人でしょお〜ん♥アタシの事仲間に入れてェ〜ん♥
うふ〜ん
アッ君はたしかIKK48の…誰だっけ？名前覚えきれんわ
IKK＝遺伝子組み換えこーん
だって〜君、高いんだろ？
あら そんなことないわよ〜むしろ…
逆に仲間にしてくれたらいっぱいお金あげちゃう〜ん♪
チュッチュッ
ぼいんぼいん
デレ〜
エヘ〜そう？じゃいいよナイショでネッネッ♥
他の子もつれてきていいよ〜♥
デレ〜
ハイハイ
すりすり
ねェ〜あなたァ〜ン
こうしてIKKは味方を増やしているのであった(!?)
マンガですから

国際機関は、世界に平和をもたらし、世界を飢餓から救うという詭弁を弄《ろう》し、米国政府とともに、遺伝子組み換え作物を蔓延《まんえん》させてきました。各国際機関がいかにして遺伝子組み換え作物を広めることに尽力してきたのか、アンディ・リーズ著『遺伝子組み換え食品の真実』（白水社）より要約して紹介しましょう。

【世界貿易機関（WTO）】自由貿易を推進し、多国籍アグリバイオ企業の世界進出のための障害を取り除いてきた。

【世界銀行と国際通貨基金（IMF）】構造調整プログラム（対外債務の返済に支障をきたした国に対して世界銀行とIMFが提案する政策）により貧困国の債務を増やし、その返済のために飢餓が深刻化している。

【経済協力開発機構（OECD）】遺伝子組み換え作物は安全であると発言し、世界的に推進。

【国連世界食糧計画（WFP）】世界銀行と国際通貨基金が作り出した飢餓の国に、遺伝子組み換え作物を支援する。

【国連食糧農業機関（FAO）】「遺伝子組み換えが飢餓を救う」という宣伝を行ない続ける。

【世界保健機関（WHO）】遺伝子組み換え食品は安全で人間の健康に影響はないと宣伝。

【国際農業研究協議グループ（CGIAR）】ロックフェラー財団から資金援助を受け、大規模農家に遺伝子組み換え技術を推奨している。

【米国食品医薬品局（FDA）】バイオテクノロジー業界と結託、遺伝子組み換え作物を認可。

【米国農務省（USDA）】遺伝子組み換え作物の普及のため、不正な方法で業界代表を選出。

【米国国際開発庁（USAID）】WFPが援助する国に、遺伝子組み換え食品を強要。

これらは多くの方が知っている情報とは少し違うかもしれませんね。こうした組織は「正義」を守るためのものなどではありません。もちろん日本の厚生労働省その他も同じなのです。

遺伝子組み換え食品が不妊を招く？

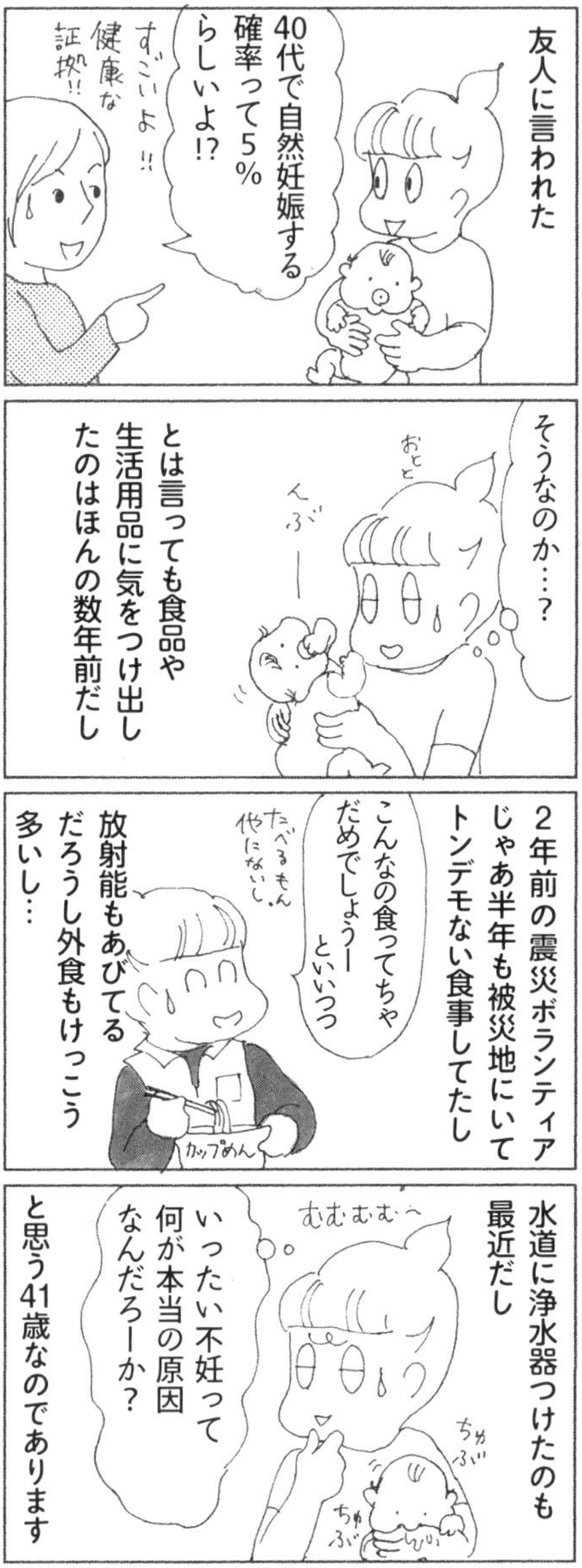
友人に言われた
40代で自然妊娠する確率って5％らしいよ!?
すごいよ!! 健康な証拠!!
そうなのか…？
おとと
んぶー
とは言っても食品や生活用品に気をつけ出したのはほんの数年前だし
2年前の震災ボランティアじゃあ半年も被災地にいてトンデモない食事してたし
こんなの食ってちゃだめでしょうーといいつつ
たべるもん他にないし
放射能もあびてるだろうし外食もけっこう多いし…
カップめん
水道に浄水器つけたのも最近だし
むむむむ〜
いったい不妊って何が本当の原因なんだろーか？
ちゅぶ
ちゅぶ
と思う41歳なのであります

遺伝子組み換え食品によっては、腫瘍やアレルギーなどの健康被害がもたらさせることが指摘されていて、すでにさまざまな調査報告が出ています。たとえば、フランスのカーン大学は、遺伝子組み換えトウモロコシを食べさせたラットの実験で、対照群に対し、死亡率が2～3倍に、腫瘍の大きさが2～3倍になったという結果を報告しています。

それだけではなく、動物実験や家畜への影響調査でも、遺伝子組み換え作物によって生殖障害が発生することが判明しています。また、ＡＡＥＭ（米国環境医学会）が遺伝子組み換え食品を排除した食事指導を患者に行なうよう、医師への呼びかけをしていますし、生物学者Ｍ・バーガバ博士も、アメリカ国民の悲惨な健康状態の主要因はＧＭＯだと主張しています。

現代社会でも、近年、不妊症が急増していることは周知のとおりです。２００４年5月にカナダのモントリオールで開催された第18回世界不妊学会では、男性不妊の発生率が世界的に急上昇しているという研究報告が行なわれました。日本でも、１９９０年以降、精子数に強い減少傾向が示されているようです。

さらに、厚生労働省によると、２００４年から少子化対策として始まっている「特定不妊治療費助成事業」の２０１１年度の支給件数は、約11万２０００件で過去最多を更新したとのことです。全国の不妊専門相談センターに寄せられる相談は年々増加しているという報告もあります。

ＧＭＯだけではなく、各種ワクチンや一般にいわれているような環境ホルモン等も不妊をもたらすのでしたね？　なぜこのようなものばかりこの世には出回っているのでしょうか？　そしてなぜ人々の不妊率の上昇は各地で見られるのでしょうか？

こうしたことの因果関係について、もっとよく考える必要があります。近頃、草食系男子という言葉が流行していますが、これも関係あるかもしれません。常識にとらわれず考えることが今の日本人には必要なのです。

正体を隠してコッソリ売っても問題なし！

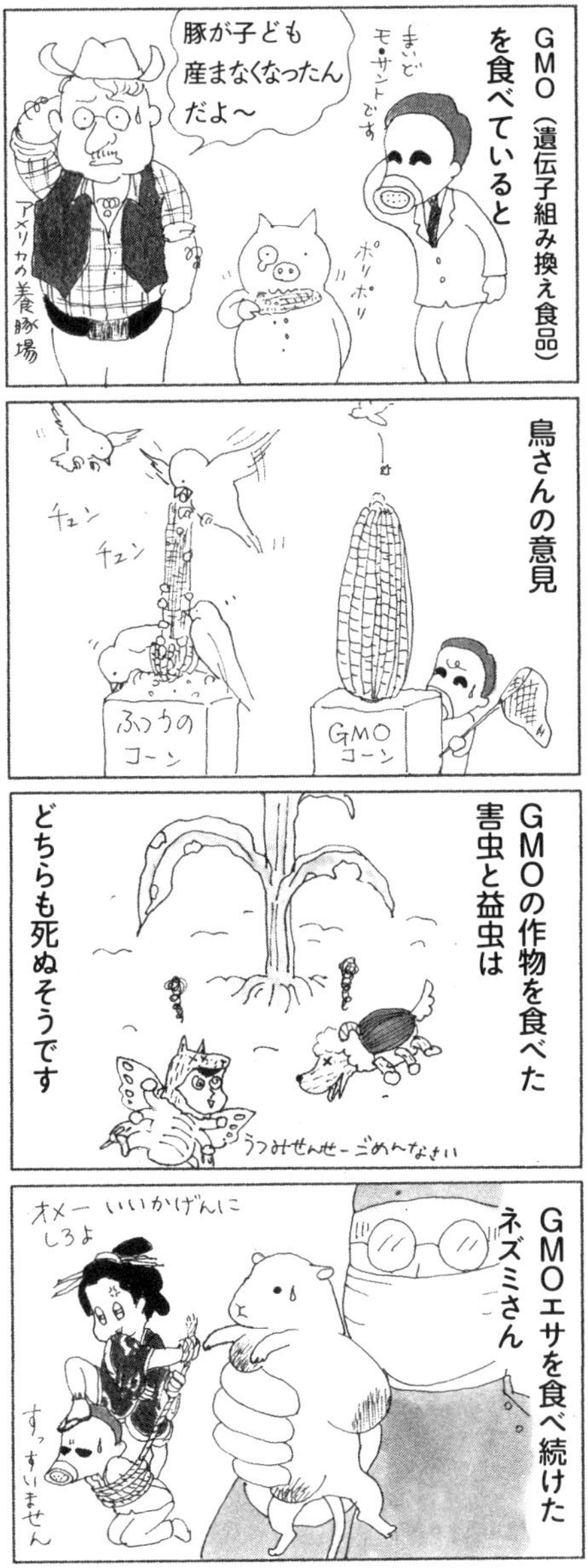
GMO（遺伝子組み換え食品）を食べていると
まいど モ・サントです
豚が子ども産まなくなったんだよ～
ポリポリ
アメリカの養豚場
鳥さんの意見
チュン
チュン
ふつうのコーン
GMOコーン
GMOの作物を食べた害虫と益虫は
どちらも死ぬそうです
うつみせんせーごめんなさい
GMOエサを食べ続けたネズミさん
オメー いいかげんにしろよ
すっすいません

遺伝子組み換え食品はすでにさまざまなところに使われ始めています。挙げていくときりがありませんが、その一例を示せば……。

アメリカのトウモロコシ（栽培、食用、飼料）の大部分、菜種（栽培、食用、飼料）、大豆（栽培、食用、飼料）の大部分、テンサイ（砂糖大根。栽培、食用、飼料）、綿（食用、飼料）、イネの一部、ジャガイモの一部、実験用マウス・ラット、ウサギ……。

牛、豚、鶏などの家畜も間接的に遺伝子組み換え食品といえます。家畜の飼料は、ほぼ輸入に頼っており、その半分以上が遺伝子組み換えです。それらは食用の肉としてスーパーなどで常に販売されています。

たとえば、お菓子、醤油、味噌、納豆、油、豆腐、うどんやラーメン、清涼飲料水、その他挙げるとこれもきりがありません。

しかも食品表示が「偽装」されるのはよくあることです。これは厳密にいうと巧妙にシステムの欠陥をついているもので、一般的には「偽装」として問題にされることはありません。さらにいえば、そのシステム自体があえて欠陥だらけに作られていることも問題にしなければ、本質的解決には至れないでしょう。

たとえば遺伝子組み換え食品が使われていても、何かの製剤の前段階として使っていれば、「遺伝子組み換え食品使用」と表示しなくてもよかったりします。また、原材料の重量に占める遺伝子組み換え原料の割合が「上位3位以内で、かつ5％以上」でない加工食品等は表示が省略できるとされています。つまり4番目に多い材料がGMOであるケース（重量比が最大25％弱）では表示しなくてよくなるわけです。

このような抜け道はたくさんあって、私もすべて把握できません。もっとも重要なのは商品表示自体が信用できないと知っていることです。

見た目重視で中身スカスカ「F1種」

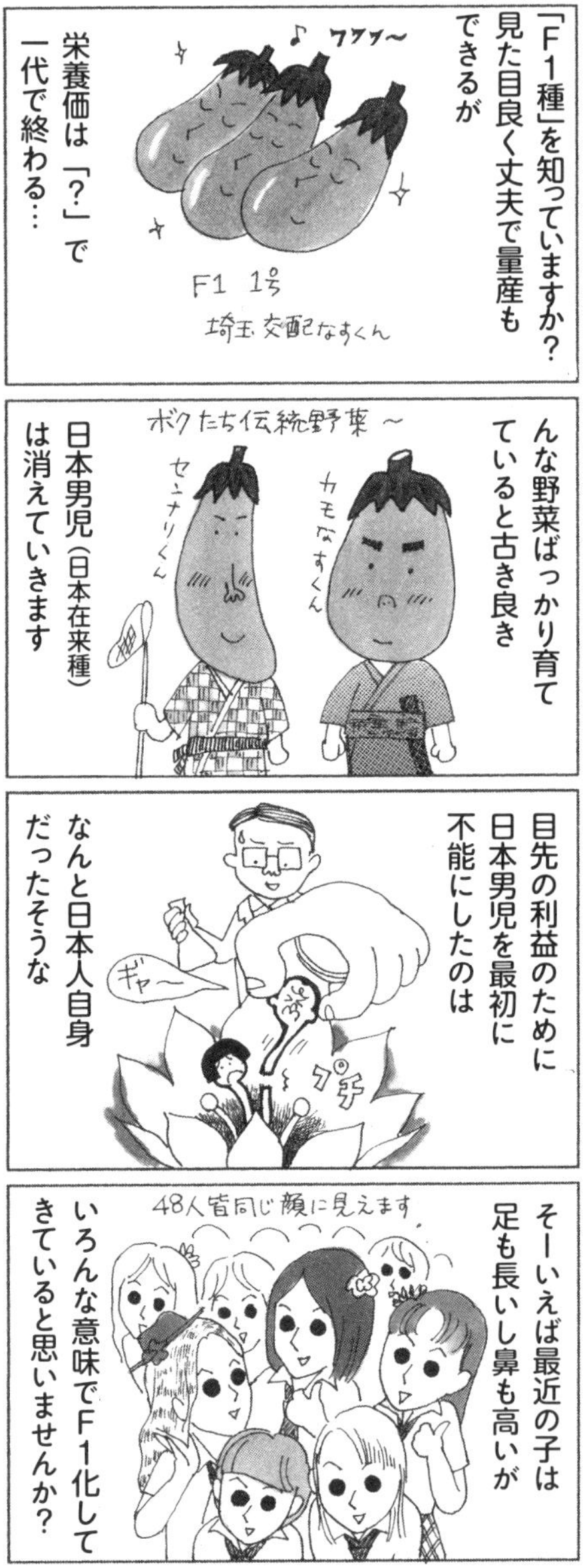
「F1種」を知っていますか？
見た目良く丈夫で量産も
できるが
ワァァ〜
F1 1号
埼玉交配なすくん
栄養価は「？」で
一代で終わる…
んな野菜ばっかり育て
ているとき古き良き
ボクたち伝統野菜〜
カモなすくん
セュナリくん
日本男児（日本在来種）
は消えていきます
目先の利益のために
日本男児を最初に
不能にしたのは
ギャ〜
プチ
なんと日本人自身
だったそうな
そーいえば最近の子は
足も長いし鼻も高いが
48人皆同じ顔に見えます
いろんな意味でF1化して
きていると思いませんか？

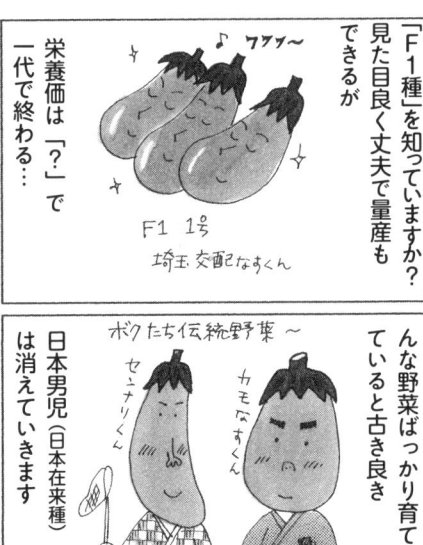

遺伝子組み換え食品も重大な問題ですが、それよりも普通に流通していて問題となっているものがあります。それがＦ１種です。「Ｆ１」とは簡単にいうと「一代限り」ということで、その特徴として、大きさが同じになる、生育が早いなど、大量生産に適していることがあげられます。ただこれを普及させている影響で、野菜の中身は味も落ちて栄養素も減っています。

Ｆ１の種を採るには最近では雄性不稔《ゆうせいふねん》といって、ミトコンドリア遺伝子異常で花粉を作れない株の種を使うのです。これを使うのは農業生産的な目的ですが、さて、このＦ１種の雄性不稔型は人体にとって安全でしょうか？　確実にいえるのは、消費者は何も知らず、染色体に先天異常のある野菜を毎日食べているということです。

Ｆ１種の危険性については、『タネが危ない』（日本経済新聞出版社）で有名な野口勲氏や、ナチュラルシードネットワークの石井吉彦氏らが警鐘を鳴らしています。ほかにもＦ１の雄性不稔種でない野菜（固定種とか在来種という言葉を使います）を育てている方はたくさんいるのです。われわれはそのような方々をもっと応援しなければいけないのではないでしょうか？

実際にフランスではＦ１の雄性不稔種の植物を使うことで、女王蜂が卵を産まなくなったり、オス蜂の受精能力が低く、人工授精しているという事実もあるそうです。もともと不妊になっているような植物なのですから、そのような結果になっても何の不思議もありません。最近はイネ科および米にも使われ始めたという噂も耳にします。最新の遺伝子組み換え技術を雄性不稔系統の開発に応用することも始まっています。要するに、ＧＭＯ食品＋雄性不稔＋農薬の華麗なるトリオです。

ネット上で「除草剤グリホサート誘発性雄性不稔及び除草剤グリホサート耐性トウモロコシ申請書等の概要」というのが公開されています。モンサントがこのＧＭＯを開発し、日本で使えるよう食品安全委員会に申請しているのです。

不妊の方が増えている理由の一つは、Ｆ１の雄性不稔種にあるのかもしれません。

遺伝子組み換え商品を愛用する有名企業

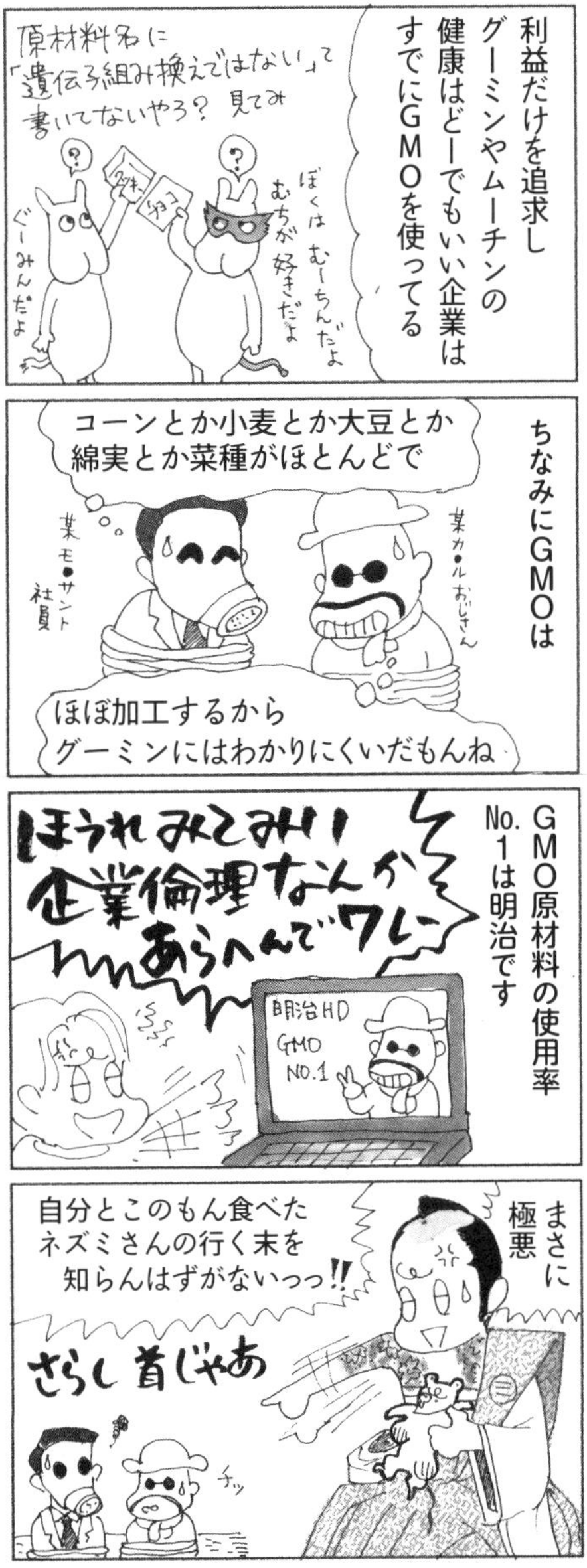
利益だけを追求し
グーミンやムーチンの
健康はどーでもいい企業は
すでにGMOを使ってる
原材料名に「遺伝子組み換えではない」って書いてないやろ？ 見てみ
ぼくは むーちんだよ むちが好きだよ
ぐーみんだよ
ちなみにGMOは
コーンとか小麦とか大豆とか綿実とか菜種がほとんどで
某モ●サント社員
某カ●ルおじさん
ほぼ加工するから
グーミンにはわかりにくいだもんね
GMO原材料の使用率
No.1は明治です
ほうれみてみ!!
企業倫理なんかあらへんでワレ
明治HD
GMO
NO.1
まさに
極悪
自分とこのもん食べた
ネズミさんの行く末を
知らんはずがないっっ!!
さらし首じゃあ
チッ

これは、2009年に国際環境NGO「グリーンピース」が発表した日本のGMO作物を使用している企業のワーストランキングです。日本人が好きそうな有名な企業ばかりですし、みなさんも口にしたことのある商品も多いのではないでしょうか。まさか大好物だったりしませんよね？

●栄えある（！）ワースト1位　明治ホールディングス。おなじみの「カール」「明治ミルクチョコレート」「エッセルスーパーカップ」などに使われています。さらにここは精神薬の販売も手掛けています。

●2位　味の素グループ。「豊年サラダ油」「ピュアセレクトマヨネーズ」他、多数に使われています。前述したグルタミン酸ナトリウムの生みの親ともいえる企業でしたね。

●3位　山崎製パン。「ナビスコリッツ」「コーンポタージュスープ」「ナビスコチップスター」に使われています。パンはすべて食物ではないと思ったほうがよさそうです。

●4位　森永グループ。「おっとっと」「チョコフレーク」「エスキモーシリーズ」他。

●5位　サントリーフーズ。「ペプシコーラ」「C．C．レモン」他。

●6位　キユーピー。「マヨネーズ」「ドレッシング」他。

●7位　サッポロ飲料。「リボンシトロン」「不二家ネクター」他。

●8位　日清オイリオグループ。「ヘルシーコレステ」「ギャバ習慣調整豆乳」他。

●9位　キリンビバレッジ。「午後の紅茶」「キリンレモン」他。

●10位　ロッテ。「パイの実」「コアラのマーチ」「雪見だいふく」「トッポ」他。

この世界の裏事情を知れば知るほど、大企業は情報を操作し、表では市民のために尽くしているような良い顔をしながら、裏であくどいことをしているのがうかがえます。違う言い方をすれば、儲かってお金持ちになる企業には、お金持ちになる「別の理由」があるのです。その理由こそみなさんに考えていただきたいのです。

遺伝子組み換え食品を避けるコツ

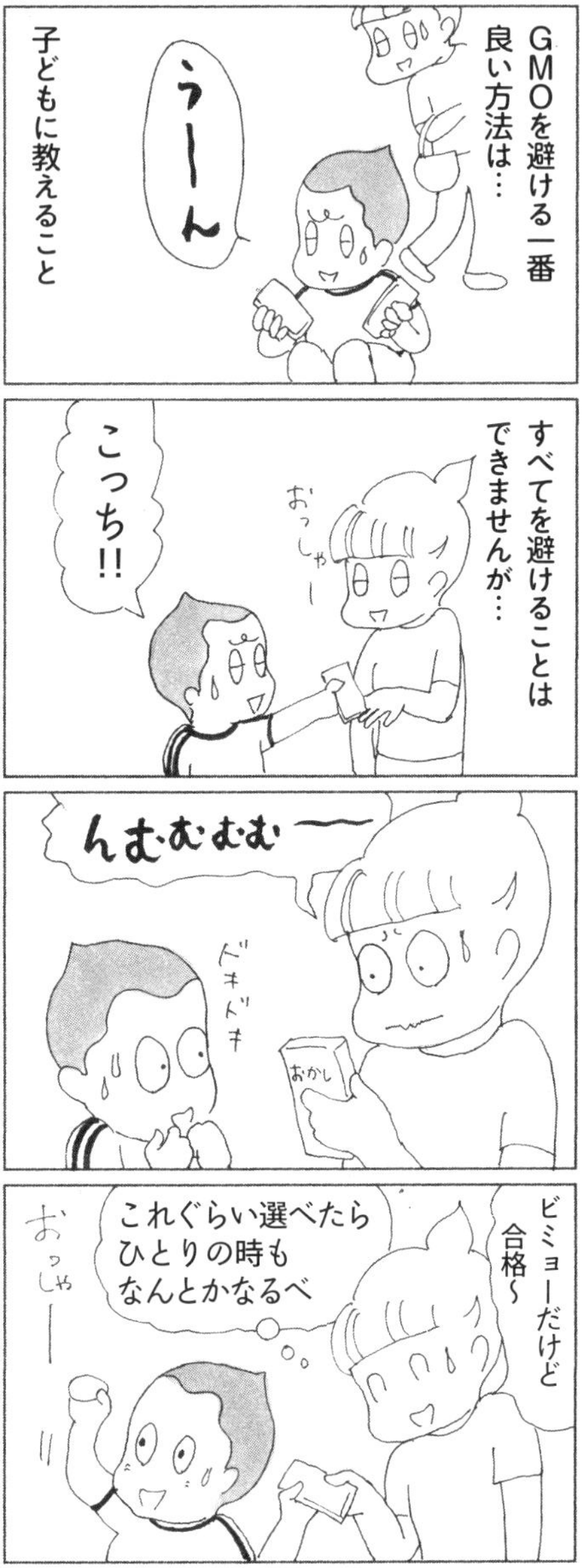
GMOを避ける一番良い方法は…
うーん
子どもに教えること
すべてを避けることはできませんが…
おっしゃー
こっち!!
んむむむむ〜〜
ドキドキ
おかし
ビミョーだけど合格〜
これぐらい選べたら
ひとりの時も
なんとかなるべ
おっしゃー

いつも怖〜い話ばかりだと言われるとちょっと嫌なので、遺伝子組み換え食品をいかに避ければいいのか、についてちょっとしたコツを提示してみましょう。

●トウモロコシが入っている食品は要注意。海外産のトウモロコシはすべてGMO食品だと思って対応する。

●納豆も国産を謳いながらGMO食品を使っている場合があるので要注意。

●サラダ油などは安くて大量生産されていそうな油はすべてダメ。
●異性化（液）糖と書いてあるものはすべて避ける。
●外国産の小麦を使っているものは避ける。大手企業が国産と書いていてもNG。中小の信頼できる業者は別。
●醤油は表示義務がないので、信用できる生産者を探す必要がある。
●味噌も同様で信用できる生産者を探さねばならない。また、味噌くらいなら自分で作る。
●加工食品であればあるほどGMOのような安い食品が入り込みやすい。
●洗剤、化粧品、シャンプー、入浴剤などにも注意。
●乳幼児用の粉ミルク（調合ミルク、大豆を材料とするものもある）に注意。
●間接的なGMO食品がある。たとえば、rBGH（GMO牛成長ホルモン）を注入されたアメリカの酪農製品（スターバックスはrBGH未使用の乳製品に切り替えている）、GMO飼料で育った食肉・蜂蜜、アスパルテームなどの人工甘味料。

日本でもこのような食品を探し出そうとするとお金がかかります。安全なものの流通や生産が促進されて値段が下がるようなシステムにしなくてはならないのです。その意味でTPP（環太平洋経済連携協定）などは論外中の論外といえます。TPPの本質とはつまるところグローバリズムであって、経済による大国（アメリカ）の支配にほかなりません。自由競争とは名ばかりの、自由という名の拘束が広まるだけであるということを日本人は自覚せねばなりません。

第5章 口から皮膚から浸み込む、有害化学物質

中国野菜よりも日本の野菜のほうが危ない!?

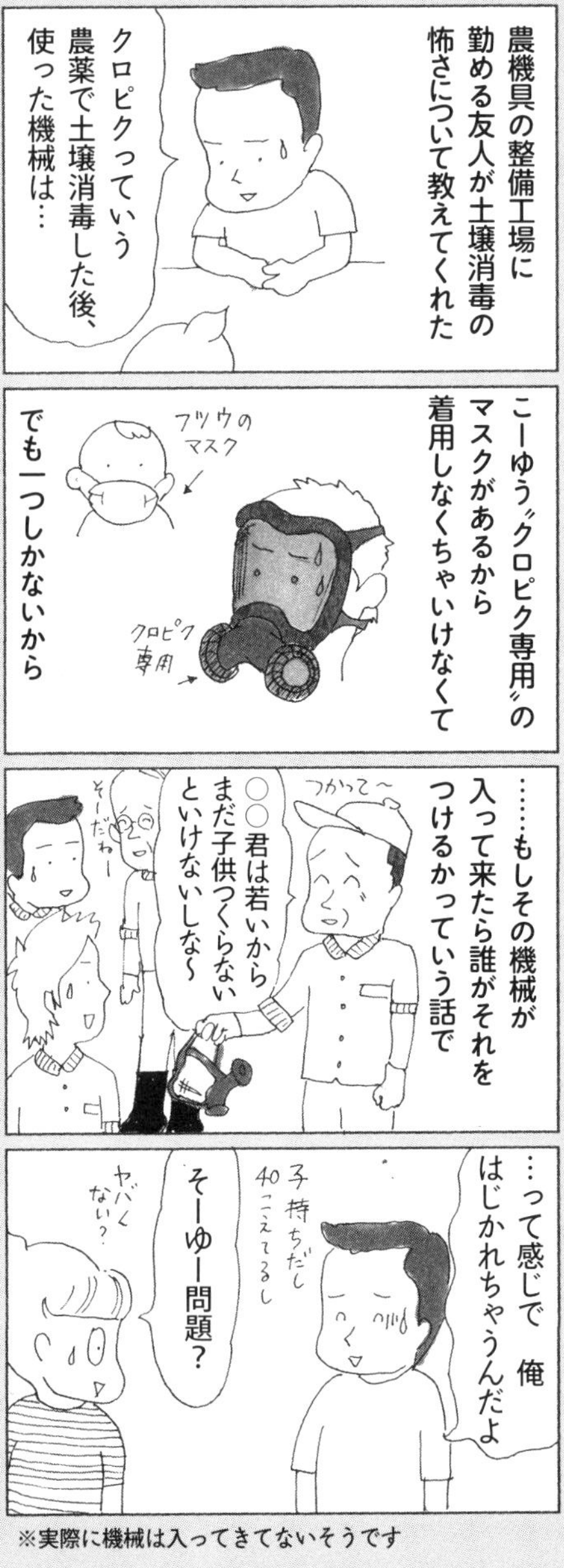
農機具の整備工場に勤める友人が土壌消毒の怖さについて教えてくれた
クロピクっていう農薬で土壌消毒した後、使った機械は…
こーゆう〝クロピク専用〟のマスクがあるから着用しなくちゃいけなくて
フツウのマスク
クロピク専用
でも一つしかないから
……もしその機械が入って来たら誰がそれをつけるかっていう話で
つかって〜
○○君は若いからまだ子供つくらないといけないしな〜
そーだわー
…って感じで 俺はじかれちゃうんだよ
子持ちだし40こえてるし
そーゆー問題?
ヤバくない?

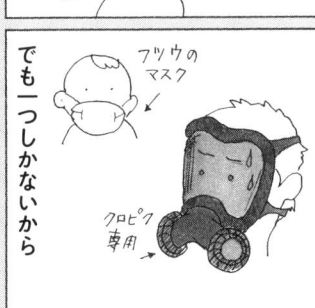

※クロピク=クロルピクリン

※実際に機械は入ってきてないそうです

『「食べてはいけない」の基礎知識』（石堂徹生著、主婦の友社）から一部抜粋します。書ききれないので興味ある方はいろいろとお調べください。自らで調べるというのもグーミンを脱出するための重要な一歩です。ただ、調べれば調べるほどもう何も食べる気がしなくなってしまいますが……。

●ホウレンソウ……殺虫剤クロルピリホスが残留基準の250倍も。
●キュウリ……農薬まみれは中国の専売ではない。
●ネギ……冷凍ネギ、ソバ用ネギは食べるべからず。外食やインスタントラーメンが危ない。
●ショウガ……JA埼玉、中国産を埼玉県産に偽装。JA全農千葉も中国産を国産と偽装。
●シイタケ……腐らない中国産、クロロホルムが入ってた。
●エダマメ……外国産は殺虫剤まみれ、冷凍塩ゆでも危険。6種類もの〝超複合汚染〟。
●マツタケ……中国産から安全基準の28倍の発ガン性農薬。
●ゴボウ……中国産から発ガン性残留農薬BHC。食べない中国人は安全性に関心なし。
●ヤマトイモ……現代人の短命食、群馬・埼玉産も発ガン農薬使用。
●ブロッコリー、シュンギク、レタス……中国野菜は精神錯乱起こす〝毒菜〟。

よく中国の野菜は怖いなどといわれますが、本当に怖いのは中国野菜以上に日本の野菜なのかもしれません。なぜなら世界でもっとも農薬を消費しているのは中国ではなく日本であり、1位の座を韓国と競争している状況です。農家も自分たちは農薬のない野菜を食べるなど、ダブルスタンダードが横行しています。

さらにいえば農家が農薬を使うのは生産性や利益の追求だけでなく、消費者がきれいな野菜を求めるからです。そのきれいな野菜がどれだけ危ない食物であるのか、私たちは考えないために不健康になったり病気になっています。これを自業自得といわずしてなんというのでしょうか。

相手構わず枯らし尽くすラウンドアップ

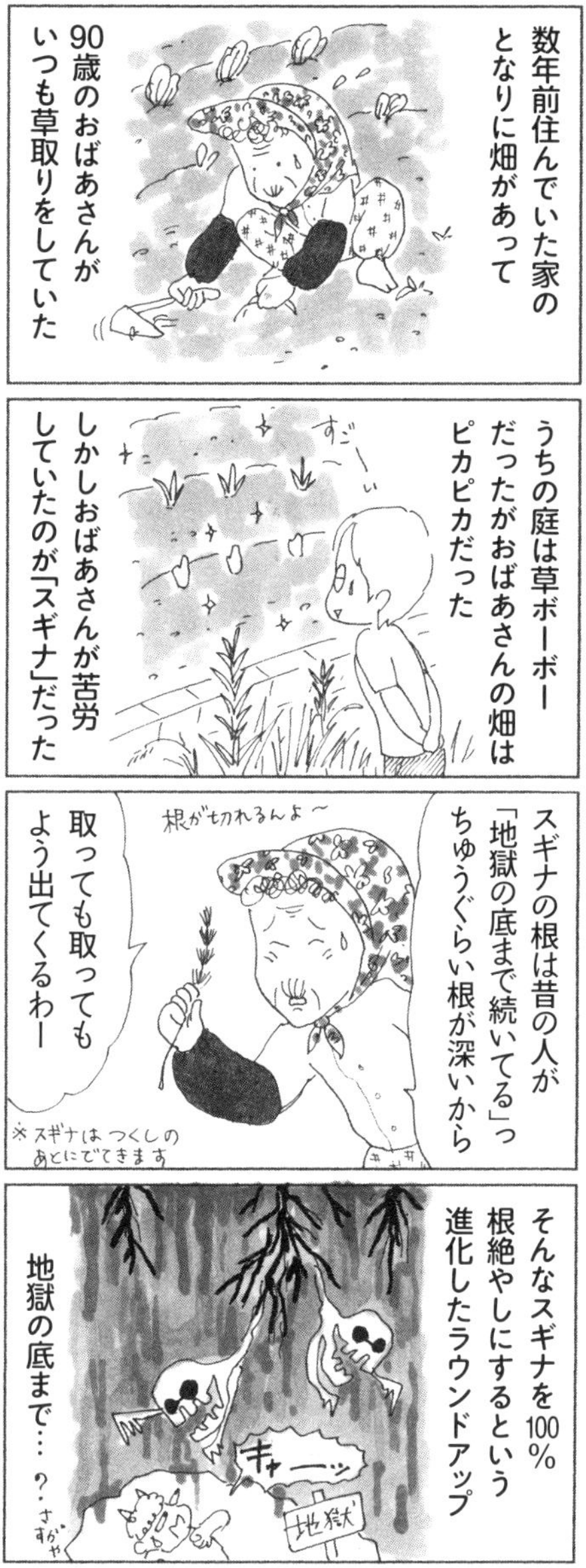
数年前住んでいた家のとなりに畑があって
90歳のおばあさんがいつも草取りをしていた
うちの庭は草ボーボーだったがおばあさんの畑はピカピカだった
すご～い
しかしおばあさんが苦労していたのが「スギナ」だった
スギナの根は昔の人が「地獄の底まで続いてる」っちゅうぐらい根が深いから
根が切れるんよ～
取っても取ってもよう出てくるわー
※スギナはつくしのあとにでてきます
そんなスギナを100％根絶やしにするという進化したラウンドアップ
地獄の底まで…
キャーッ
地獄

ラウンドアップは、1970年にアメリカ企業のモンサントが開発した除草剤（農薬の一種）です。そして遺伝子操作によりラウンドアップに耐性を有する作物も育てられており、それが「遺伝子組み換え作物」です。ラウンドアップに耐性を有する遺伝子組み換え作物は「ラウンドアップレディー」と総称され、大豆、トウモロコシ、菜種、綿などが栽培されています。つまりラウンドアップと遺伝子組み換え作物はセット商品なんですね。

ラウンドアップにはあらゆる植物の成長に必要なアミノ酸生成をストップさせてしまう作用があります。要するに、相手構わず枯らしてしまう超強力農薬ということです。そんな猛毒のラウンドアップですが、もっとも懸念されているのは発ガン性とされています。たとえばフランスでは、以下のような出来事が起こっているようです（一部要約）。

「カーン大学の分子生物学者ジル＝エリック・セラリーニの研究では、ラウンドアップには、一つの不活性成分ＰＯＥＡが含まれていることが示されている。セラリーニの調査団は、ラウンドアップのＰＯＥＡは、人間の胎児・胎盤・臍帯細胞にとって有害なことを証明した。モンサントは、『プロプライアタリー（特許で保護されていること）』を盾にして、ラウンドアップの成分の詳細を公表することを拒否した。セラリーニの調査では、ラウンドアップの不活性成分が、人間の細胞に対する有毒性を増幅していることが判明した。調査団は、農業や芝生用で一般的な濃縮液から、店頭で販売されている商品の10万倍薄い濃度に至るまで、さまざまな濃度でラウンドアップを調査した。その全濃度で、細胞へのダメージが確認された」（２０１２年２月12日、ロイター通信）

今、世界では、食に対する独占と管理が進行し、それをグローバル企業が利権欲丸出しで牛耳っています。このままいけば日本の食もＴＰＰをきっかけに支配され、私たちが安全な食物を食べることはできなくなるでしょう。みんなで声を上げることなくして、この状況を変えることはできないでしょう。

部屋の中には有機リンがいっぱい！

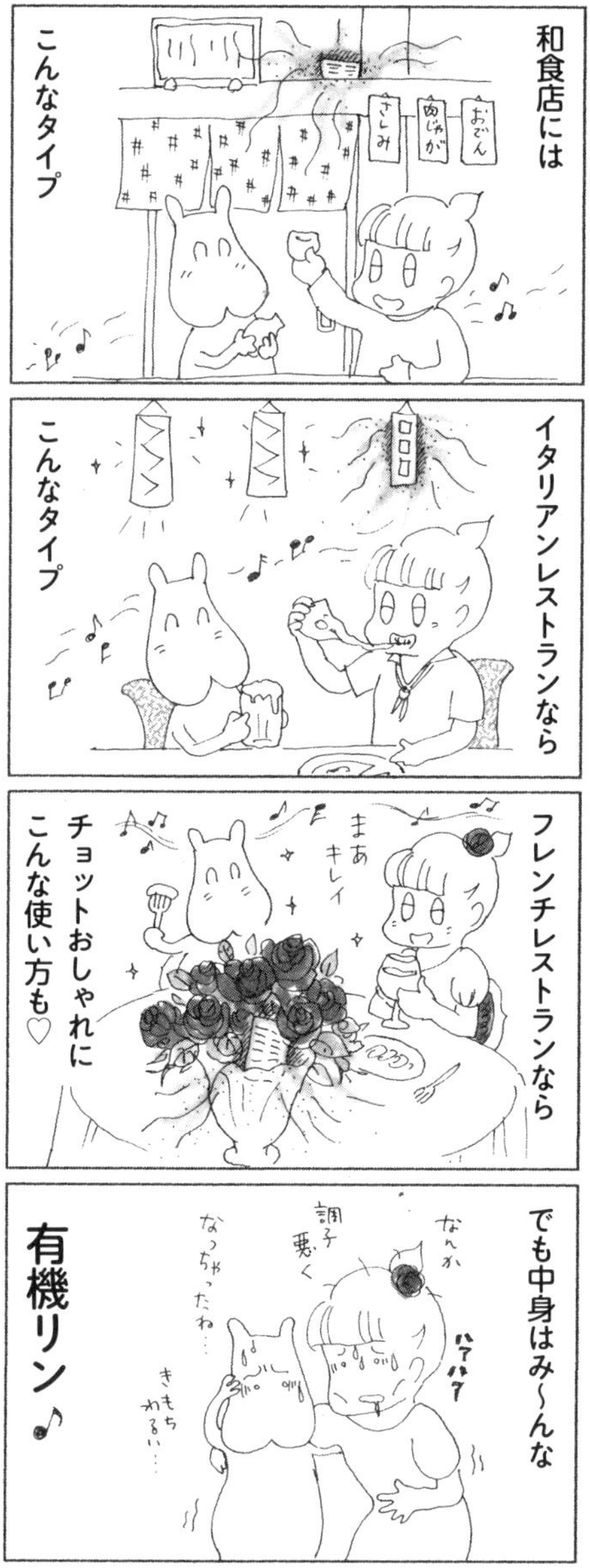
和食店には
おでん
肉じゃが
さしみ
こんなタイプ
イタリアンレストランなら
こんなタイプ
フレンチレストランなら
まあキレイ
チョットおしゃれにこんな使い方も♡
でも中身はみ〜んな
なんか
調子悪く
なっちゃったわ…
ハァハァ
きもちわるい…
有機リン♪

有機リンは農薬の一種で、炭素-リン結合を含む有機化合物の総称です。神経系・呼吸器系に対する毒性がある化合物が多いことから、第二次世界大戦前後から殺虫剤として農薬に使われてきました。

日本では、農業用、家庭園芸用、殺虫剤または殺菌剤、除草剤として使用されていて、その後、河川に流れ出し浄水場から水道水に入ってきます。「ホス（phos）」とつく農薬はたいてい有機リン剤だと思えばいいでしょう。

主な中毒症状として、縮瞳《しゅくどう》、発汗、流涎《りゅうぜん》、筋れん縮といった特徴的な症状に加え、血清および血球のコリンエステラーゼ活性が著しく低下することから、臨床症状だけでも診断できる代表的な中毒症とされます。重症の場合では徐脈《じょみゃく》、呼吸障害、肺水腫《はいすいしゅ》、昏睡《こんすい》となり、死亡するといわれます。こういう物質を毎日まいていたらエライことになりますね。

この有機リンは、木材防腐剤（テトラクロルビンホス、フェニトロチオン、プロペタンフォス・クロルピリフォス、ホキシム、ピリダフォンチオン等）として使用され、住宅室内に農薬蒸気となって体内に吸収されています。防虫剤なんかにも普通に入っているんですよ。

また、電車、バス、タクシー、航空機などの車内・機内消毒にも使用されています。塩化ビニール、ウレタンフォーム、エポキシ樹脂、アクリル樹脂の可塑剤・難燃剤、ガソリンの添加剤、潤滑油添加剤としてTOCP（リン酸トリオルトクレシル）が入っていますし、床みがきワックスの可塑剤にリン酸トリエステルが入っています。ちなみに妊娠中絶薬の成分の一つにTOCPが入っていて、眼科の縮瞳薬としてエチルパラニトロフェニルが入っているそうです。疥癬《かいせん》治療薬の軟膏にフェニトロチオンが入っていて、動物の内服用駆虫剤としてカルクロホス、トリクロルホン、ジクロルボスが使われています。

イヤイヤ、私たちの周りのさまざまなところに、こんな猛毒物質が蔓延してるんですね。防虫剤なんて有機リンのシャワーを浴びているようなものでしょうか？

ネオニコチノイドが招く、沈黙の春

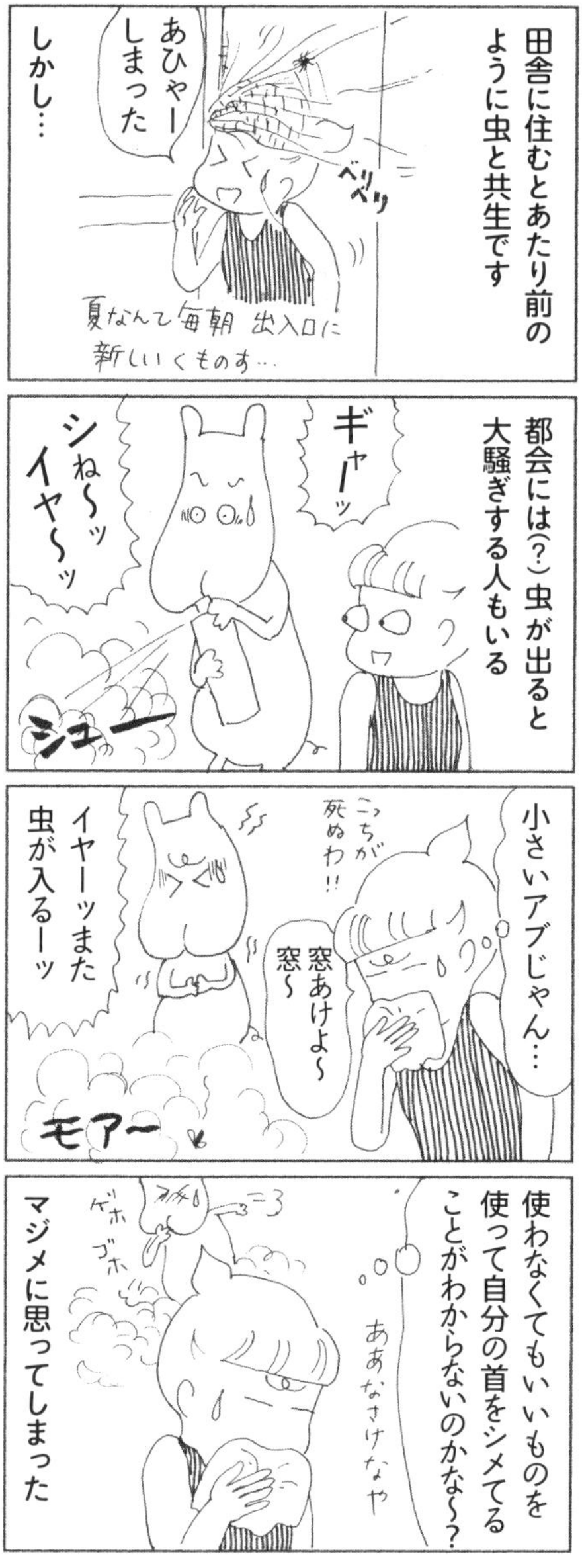
田舎に住むとあたり前のように虫と共生です
ベリベリ
あひゃーしまった
しかし…
夏なんて毎朝 出入口に新しいくものす…
都会には(?)虫が出ると大騒ぎする人もいる
ギャーッ
シね〜ッ
イヤ〜ッ
シュー
小さいアブじゃん…
こっちが死ぬわ!!
窓あけよ〜窓〜
イヤーッまた虫が入るーッ
モアー
使わなくてもいいものを使って自分の首をシメてることがわからないのかな〜?
ああなさけなや
ゲホゴホ
マジメに思ってしまった

ネオニコチノイドはシナプス部分の後膜に存在する神経伝達物質アセチルコリンの受容体「ニコチン性アセチルコリン受容体」に結合し、神経を興奮させ続けることで昆虫を死に至らしめる農薬です。有機リン系の農薬が人体に非常な害があるということで、その代わりに登場したのがネオニコチノイド系の農薬ですが、もちろんこっちも危険なわけです。

山の湧き水などにはすでに大量のネオニコチノイドが混入しているとする専門家もいます。

これほどまでに農薬が使われた時代はかつて存在せず、この農薬を散布しまくっているゴルフ場はたくさん存在するからです。農薬が地下水にしみこみ、その数十キロ範囲内の湧き水に溶け出す——そのようなことを想像できない人を総称して「グーミン」と呼ぶのかもしれません。

そもそもネオニコチノイド系の農薬の一つ、アセタミプリドMRLのリンゴに対する使用基準は、EUが0・1ppm、アメリカが1・2ppm、それに対して日本は5ppmです。イチゴについては、EUは0・01ppm、アメリカは0・6ppmに対して日本は5ppmとなっています。茶の葉に至っては、EUの使用基準が0・1ppmに対して、日本は50ppmだそうです。本当に日本は薬漬け大国なんですね。海外ではこのネオニコチノイドがミツバチの激減に関係しているとされ、使用禁止にしている国もあります。

レイチェル・カーソンの著書『沈黙の春』（新潮文庫）の予言どおりになっています。虫でも草でも邪魔なものは抹殺してしまえという考え方は、一時的にそれを排除できたかのように見えても、やがてその何倍もの反動となって現れます。まさに今の人類の考え方そのものであり、目先の利益しか追えない愚かな生物の筆頭といえるかもしれません。

『沈黙の春』にはこうあります。

「病める世界——新しい生命の誕生を告げる声ももはやきかれない。でも魔法にかけられたのでも、敵に襲われたわけでもない。すべては、人間がみずからまねいた禍《わざわい》だったのだ」

住居の毒、シャワーの毒

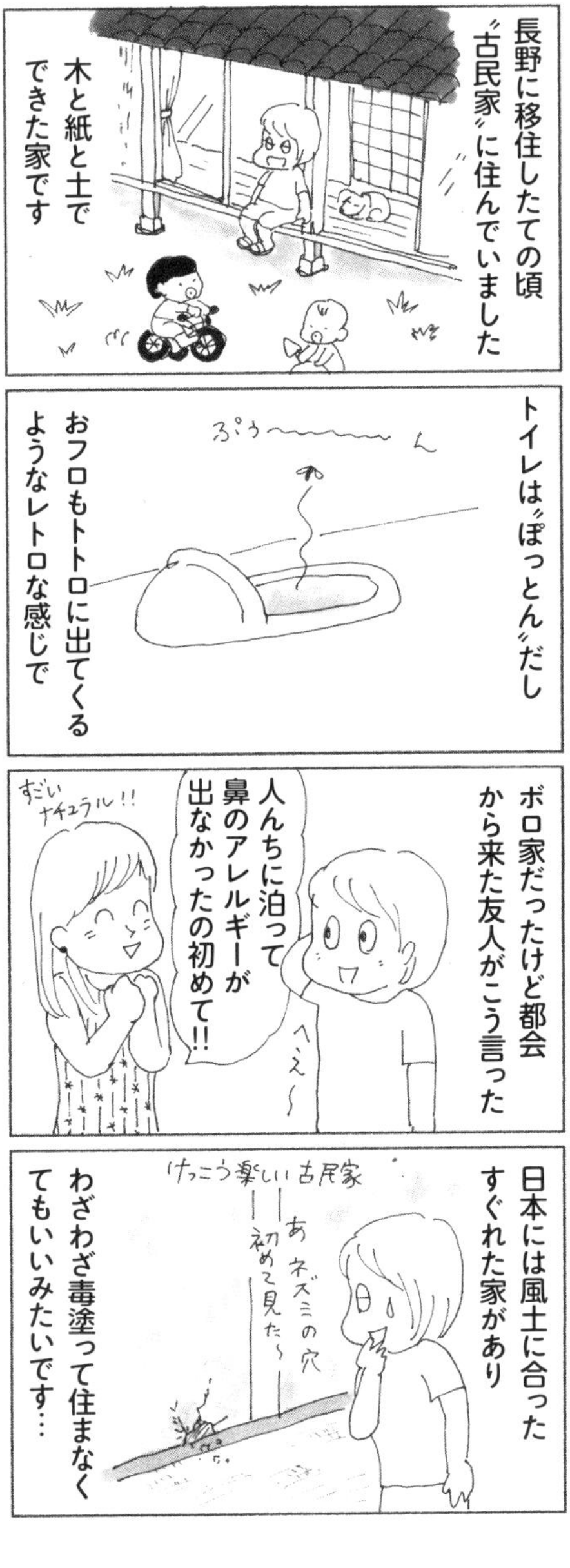

長野に移住したての頃 〝古民家〟に住んでいました
木と紙と土でできた家です
トイレは〝ぼっとん〟だし
ぷぅ〜〜〜ん
おフロもトトロに出てくるようなレトロな感じで
ボロ家だったけど都会から来た友人がこう言った
人んちに泊って鼻のアレルギーが出なかったの初めて!!
すごいナチュラル!!
へぇ〜
日本には風土に合ったすぐれた家があり
わざわざ毒塗って住まなくてもいいみたいです…
けっこう楽しい古民家
あネズミの穴初めて見た〜

ＮＡＳ（米国科学アカデミー）は、米国民の15％が現在1種類以上の化学物質のアレルギーに悩まされていると発表しました。そして化学物質に接する機会は、屋外よりも屋内のほうが多いと指摘しています。まさに食品や医薬品などがそれに当たるものでしょう。ゴム、洗剤、医薬品などの製造に用いられるベンゼンはどこの家庭にも見られる化学物質ですが、これは白血病の原因になりえると報告されています。また殺虫剤や防虫剤にはパラジクロルベンゼンが含有されており、この製品が危険極まりないことは言うまでもないでしょう。
クロロホルム混合物は、一般に認識されている以上に広く家庭内で使用されています。EPA（米国環境保護局）の調査によると、クロロホルムの濃度は屋外よりも屋内のほうが5倍も高いそうです。浴室でカーテンを閉め切ってシャワーを浴びる人は、蒸気からクロロホルムをたっぷりと吸入していることに気づいていないかもしれません。

さらにシャワー自体も水道水の塩素の影響を受けていることをどれくらいの人が知っているでしょうか。米国化学学会では、塩素が除去されていないお湯でシャワーを浴びたり風呂に入ったりすると塩素が気化するため、摂取量が非常に高く、人体への影響は無視できないと報告しました。塩素は25℃でガス化するので、無防備にシャワーを浴びている人はそれだけで大量の塩素を吸入していることになります。シャワー室は狭いため、なおさら濃度が高まり要注意なのです。

つまり塩素の問題について考えるとき飲み水だけ防御しても意味はなく、飲み水と同様かそれ以上にお風呂やシャワーの防御も考えたほうがよいのです。塩素を取り除くシャワーノズル自体は安価なものが揃っています。

全部の塩素を除去するために大量のお金を業者に貢ぐよりも、まずは最初にできることから始めてください。その後もう少しこだわったほうがよいと思う人だけがいろんな用途に対応できる高価な浄水器などを購入すればよいでしょう。

胎児死亡を続発させるホルムアルデヒド

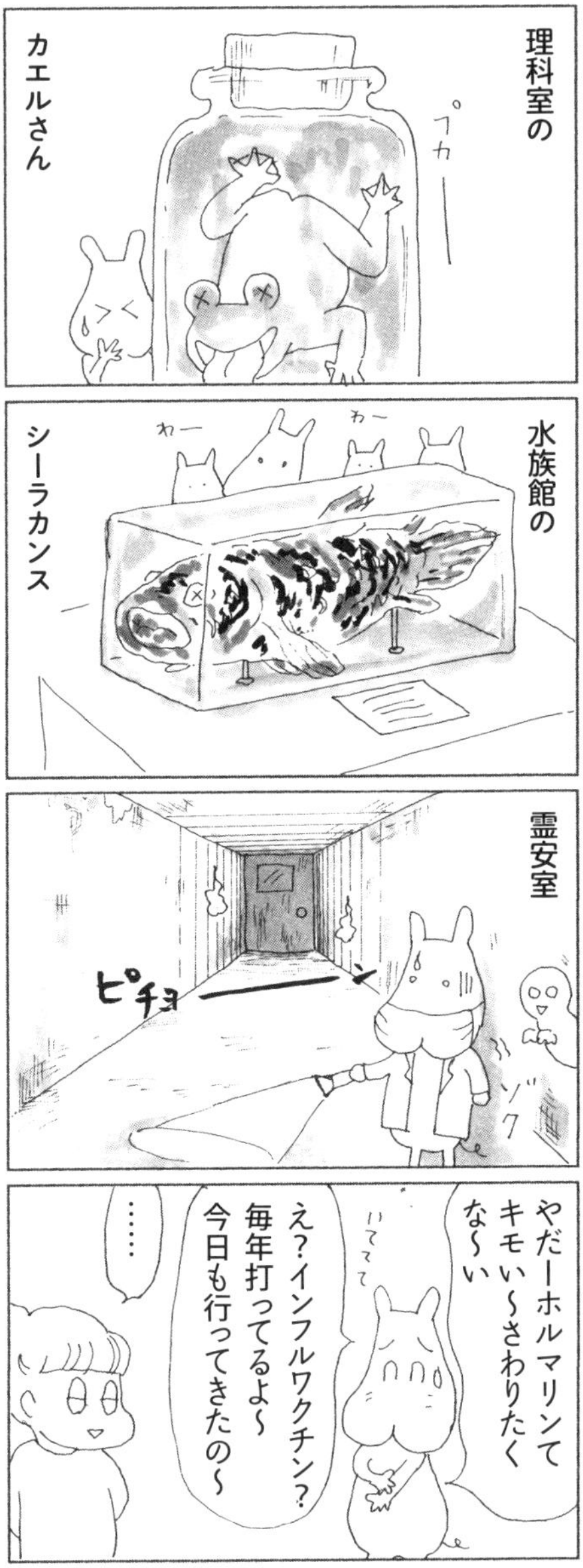
理科室の
カエルさん
プカー
水族館の
シーラカンス
わー
わー
霊安室
ピチョーン
ゾク
やだーホルマリンて
キモい〜さわりたくな〜い
え？インフルワクチン？
毎年打ってるよ〜
今日も行ってきたの〜
……

ホルムアルデヒドは有機化合物の一種で毒性の強い物質です。水などに溶け、37%以上の水溶液はホルマリンと呼ばれています。理科の実験室でカエルが浸っているアレですね。ホルムアルデヒドおよびホルマリンを含むホルムアルデヒド水溶液は、毒物及び劇物取締法により医薬用外劇物に指定されています。

ホルムアルデヒドはいわゆる「シックハウス症候群」の原因物質のうちの一つとして知られ

ているにもかかわらず、接着剤、塗料、防腐剤などさまざまな用途に使われています。さらにワクチンの中にも入っていて、そこに作為的な何かを感じ取ってもらえればいいのですが、日本人はむしろいろんなものに入っているから大丈夫と考えてしまうようです。

WHO（世界保健機関）の下部機関であるIARC（国際がん研究機関）により、発ガン性のある化学物質と警告されていて、結膜炎・鼻咽腔炎・皮膚炎などを起こすことも知られています。1948年10月30日から1990年11月22日まで農薬登録を受け、殺菌剤として稲のいもち病やジャガイモの黒あざ病防除に種子消毒の形で使用されていたことからもその毒性の高さがわかります。

中国の四川大地震の後、仮設住宅で暮らす妊婦約100人以上が、胎児死亡と診断されていたことがわかり問題となったのですが、日本ではまったく報道されませんでした。これは仮設住宅の建材に含まれている高濃度のホルムアルデヒドが原因とみられたのですが、中国政府はその報道を一切禁止するよう報道管制を敷いています。このことはもちろん中国だけの問題ではありません。今や日本にも多数の仮設住宅がありますし仮設住宅でなくてもホルムアルデヒドは日常的な毒物なのです。報道されないのは、報道されると困る人たちが止めているからであり、病気や不健康がはびこると喜ぶ人たちがいるからですね。

もはやこれまでの毒物と同様、現代社会ですぐに除去するのは困難ですから、このようなものが使われなくなるような世界を、ママたちが中心になって作っていかねばなりません。

道ばたにダイオキシン

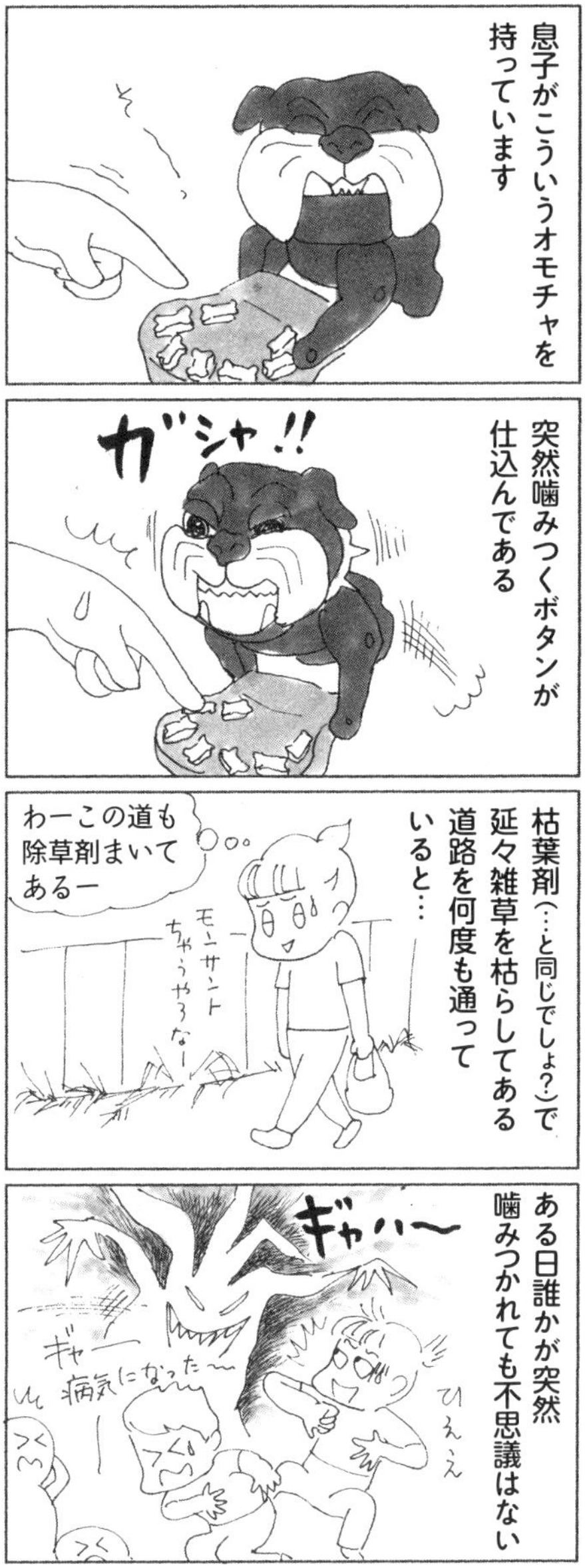
息子がこういうオモチャを持っています
突然噛みつくボタンが仕込んである
ガシャ!!
枯葉剤（…と同じでしょ?）で延々雑草を枯らしてある道路を何度も通っていると…
わーこの道も除草剤まいてあるー
モンサントちゃうやろなー
ある日誰かが突然噛みつかれても不思議はない
ギャハー
ギャー
病気になった〜
ひええ

ダイオキシンは有名な毒素ですが、われわれは日常的に吸収していると同時に、この世界の大金持ちたち（支配者層）が裏で何をやってきたかがよくわかる物質です。

１９６３年、ジョンソン大統領の科学諮問委員会が枯葉剤の人体に及ぼす慢性影響について憂慮を示したことに始まり、米国の国立がん研究所では、ねずみを使った毒性試験を行ない、異常出産や奇形児発生について示しました。日本では１９６８年に発生した数十万羽のブロイラーの死因は、餌の脂肪中に含まれたダイオキシン（ＰＣＢの微量不純物）と判明した歴史もありますし、何よりもベトナム戦争で除草剤として使われ多大な被害をもたらした物質でもあります。

ベトナムでは２４５―Ｔ枯葉剤という名前で使われ、これを作った会社がラウンドアップや遺伝子組み換え食品で稼いでいるモンサント社です。ベトナム戦争時にダイオキシンを高い濃度で含んだ枯葉剤によって40万人が死亡し、50万人の奇形児や障害児が生まれ、２００万人にさまざまな後遺症を残したとされています。

そんな怖いダイオキシンですが、日本では日常的な毒素です。ダイオキシン自体は一種類ではなく比較的毒性が低いものと毒性が高いものがあり、区別が必要なのですが、安全論者はこの区別ができていないのがほとんどのようです。有名なのは廃棄物の焼却炉などで不十分な燃焼により発生するとされますが、これは排煙となって土や川を汚染することになります。

盲点がプラスチック容器、要するにペットボトルなどです。プラスチック容器を使うと、ビスフェノールＡやフタル酸エステルや塩化ビニールなどの影響を受けることがありえますが、これらは一部ダイオキシンとなってペットボトル内に溶出します。温度が低ければそうはなりませんが、50度近い炎天下の中に放置するとダイオキシンが発生するとされています。このダイオキシン溶出の危険性については米国のマーコラ博士も指摘しています。

〝第四級アンモニウム塩〟入りのファブリーズ

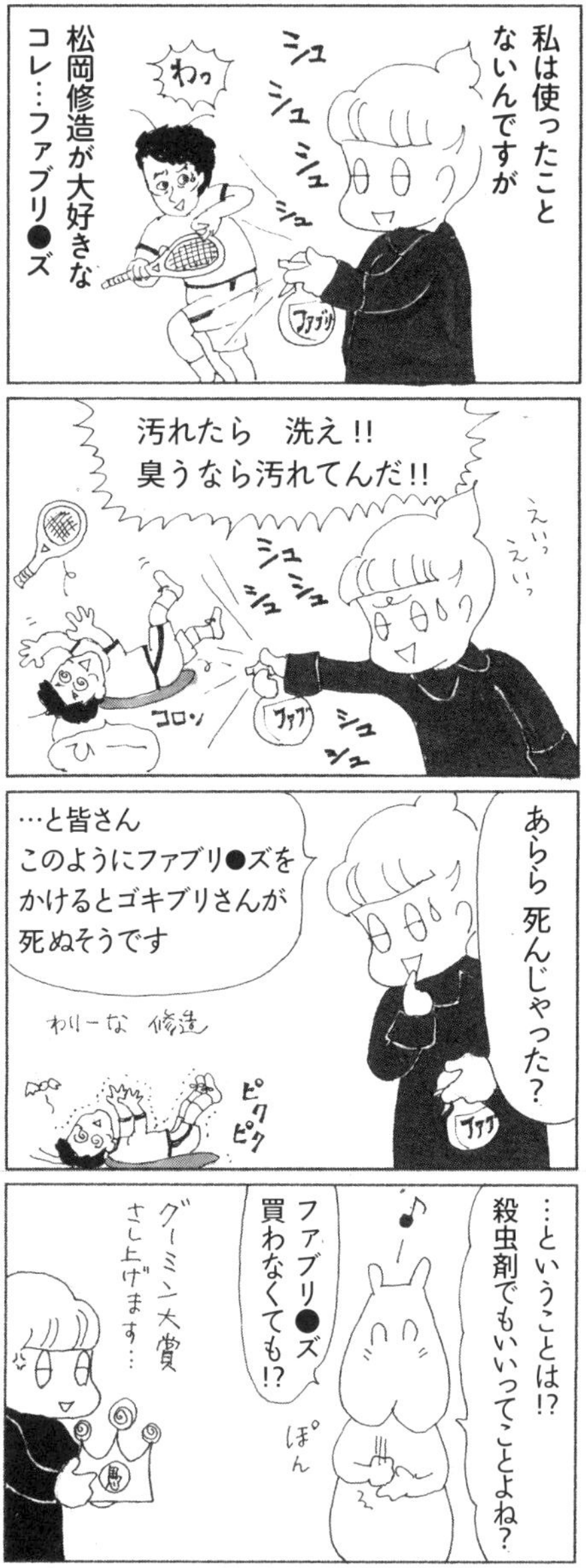
私は使ったことないんですが
松岡修造が大好きなコレ…ファブリ●ズ
わっ
シュ
シュ
シュ
シュ
汚れたら 洗え!!
臭うなら汚れてんだ!!
えいっ えいっ
シュ シュ
シュ シュ
コロン
ひー
シュ
シュ
あらら死んじゃった?
…と皆さん
このようにファブリ●ズをかけるとゴキブリさんが死ぬそうです
わりーな 修造
ピク
ピク
…ということは!?
殺虫剤でもいいってことよね?
ファブリ●ズ買わなくても!?
グーミン大賞さし上げます…
ぽん

ファブリーズについては昔から危険性が指摘されていますが、テレビＣＭに出てくる元テニス選手のうっとおしさに負けてか、多くの人が日々使用しているようです。ファブリーズについては『ファブリーズはいらない』（渡辺雄二著、緑風出版）というど真ん中直球の著書がある渡辺氏の言葉を少し借りてみようかと思います。

ファブリーズが対象としている「におい」は、汚れがついたり菌が発生したりすることによって発生するもの。だから、衣類や布製品なら洗えば落ちるし、布団類は干せばいいんです。

そもそもファブリーズでは汚れは落ちないので、根本的な解決にはなりません。除菌効果を謳っていますが、自然界にはあらゆる菌が存在し、人間の体内だって菌だらけなわけですから、菌を完全に排除するのは不可能ですし、その必要もありません。除菌作用があるのに、人体に害がないなんてことはありえないでしょう。

ファブリーズを使っていると、目が痛くなるという声を耳にしました。除菌成分の第四級アンモニウム塩という化学物質が目に入ってしみているのです。第四級アンモニウム塩を含む床用洗浄液を使った後で、アレルギー性喘息が発症するに至った例もあります。

さらに危惧すべきは、成分表示がちゃんとされていないことです。ファブリーズはCMで「トウモロコシ由来消臭成分」配合と謳って、いかにも自然な商品のように思わせていますが、実際に除菌作用をしているのは、天然成分ではなく、化学物質です。また除菌・消臭スプレーは、家庭用品品質表示法の対象外なので、洗濯用洗剤や台所洗剤のように詳細に成分を表示する必要はありません。だから「除菌成分（有機系）」などという曖昧な表示で、第四級アンモニウム塩などの危険な成分が入っていることが多いのです。

こうした問題を国の機関は把握していません。彼らはトクホであろうとファブリーズであろうと医薬品の認可であろうと、メーカーや製薬会社の言いなりにすぎません。これも末端官僚よりこのシステムを作った人々や利権に直接影響を受ける政治屋たちの問題であるといえます。

エコ石鹸&エコ洗剤という詐欺宣伝

きっとグーミンはこーゆーのをウのみにする
つめかえパックでエコ!!
こっちの方がエコよねー
部屋干し 毒入り
トップ
つめかえ用
トップ
まずこれを選ぶんじゃねえ
キュキュッと手に優しい!! スキンケア発想
クエン酸効果で洗浄力up!!
手に優しいならきっと環境にもエコよね!!
ポリポリ
なんかかい〜けど?
3日も使えば手がガサガサになるぞ
アホみたいな謳い文句にのるんじゃないよ!! おかん!!
何がエコやねん
恥を知れ
ウソつき企業があ
Kao
LION
どれも中身猛毒やんけ〜
やつらの頭からはエコ=共存という概念がすっぽり抜けおちて…
ドボ
狂存しとるんじゃい!!
プカ
プカ

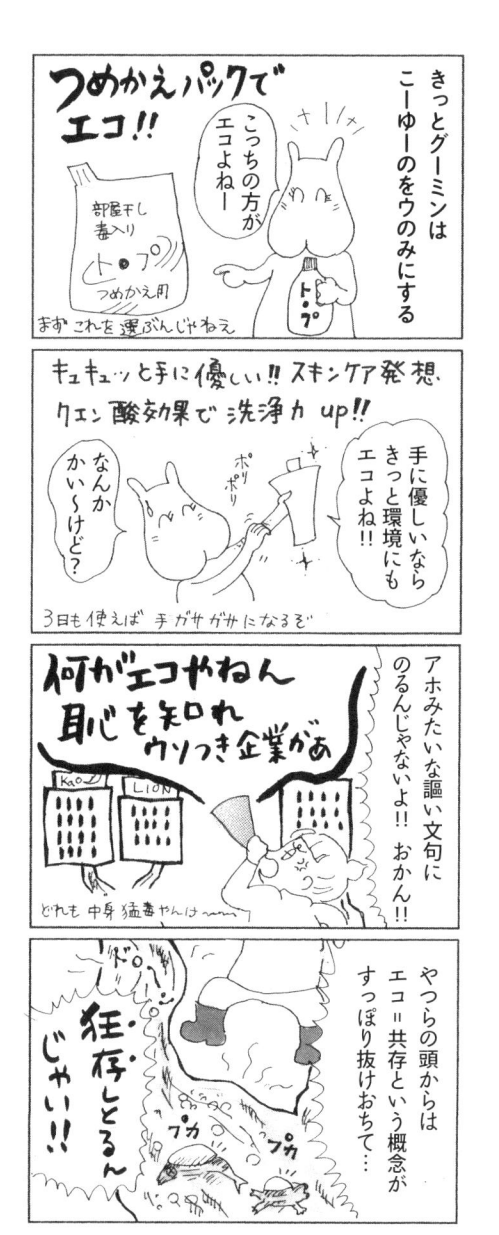

水と油のように混ざり合わない性質を持つもの同士をなじませ、その働きを利用して汚れを水の中に取り込み落とすのが「界面活性剤」です。

ところで、本物の石鹸が自然にやさしい理由をご存知でしょうか？

石鹸は薄まれば界面活性を失うので薄まった排水の中ではもはや界面活性剤ではなくなります。これが「石鹸が自然にやさしい」といわれる最大の理由です。

ところが合成界面活性剤にはこのような性質はなく、排水にも界面活性が残るので自然に良くないといわれるわけです。なのに、合成界面活性剤を使いながらエコだなんだ言っている日本人って、本当にエゴ丸出しなんです。

これは天然系洗剤などと謳っている商品にも詐欺的に見受けられます。天然系洗剤に配合されている界面活性剤は脂肪酸系やアミノ酸系などになります。しかし、これらも合成して投与してしまうと、弊害を示すことになります。天然系洗剤などといっても、天然に存在する物質を原料とした化学洗剤ですから自然に良いわけはありません。使うことで環境を浄化するとか書いてある商品もありますが、これまた詐欺丸出しです。

さらにいえば石鹸だって危ないものがあります。いわゆる抗菌性の石鹸の中には、ベトナム戦争で悪名高いオレンジ剤（枯葉剤）と分子的に酷似した化学物質の抗菌性質を利用しているものがあります。それでも、こうした製品が、子ども用に公然と市販されているのです。

こういう商品を使用して、それが体にいいとか環境にやさしいとか、さらにいえばエコであるとかないとか、とってもオメデタイと思いませんか？　結局ここにもほかの分野と同じ構図があり、それは「いかにアホな日本人をダマすか」という一点に集約されています。そんなことには気づかないまま、「エコ大賞受賞」とかいう売り文句につられて、みんな商品を買っているわけですね。

台所用洗剤で赤ちゃんを洗いますか？

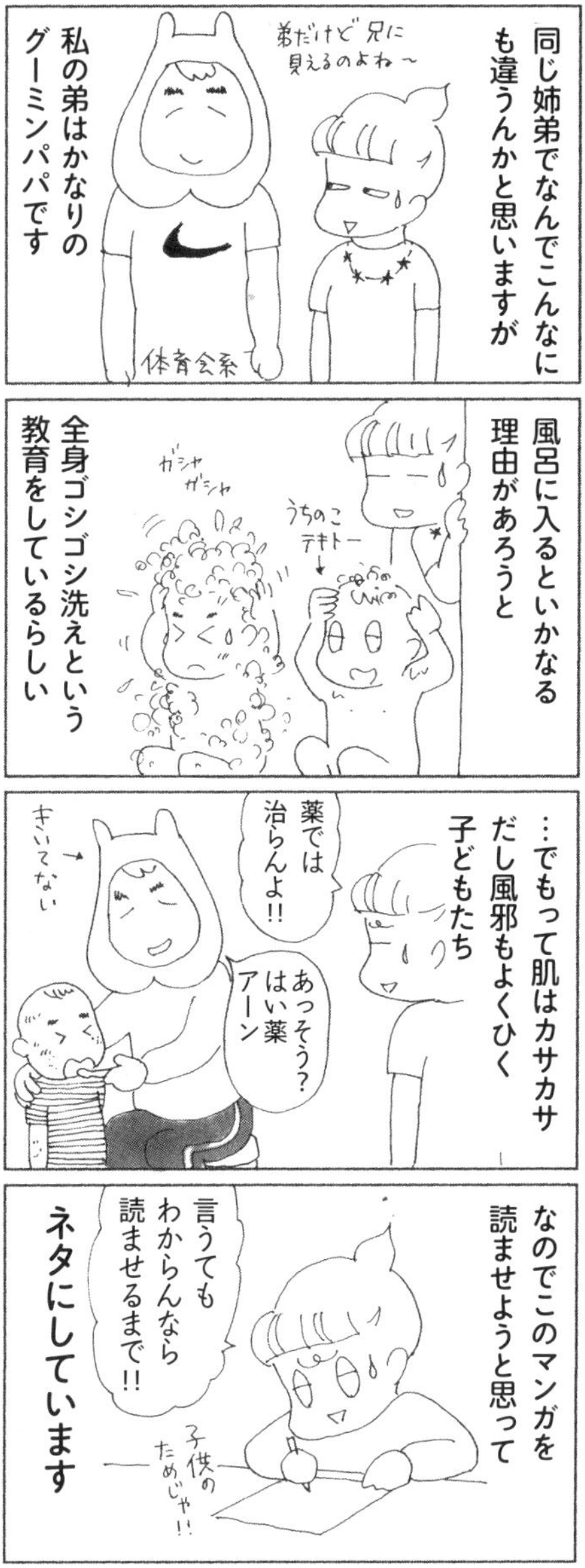
同じ姉弟でなんでこんなにも違うんかと思いますが
弟だけど兄に見えるのよね〜
私の弟はかなりのグーミンパパです
体育会系
風呂に入るといかなる理由があろうと
うちのこテキトー
ガシャガシャ
全身ゴシゴシ洗えという教育をしているらしい
…でもって肌はカサカサだし風邪もよくひく子どもたち
薬では治らんよ!!
あっそう？はい薬アーン
きいてない
なのでこのマンガを読ませようと思って
言うてもわからんなら読ませるまで!!
子供のためじゃ!!
ネタにしています

「弱酸性ビオレu」といえば知らない人はいないでしょうが、その成分表を提示してみましょう。

【成分表】水／ラウレス硫酸Na／ＰＧ／ベタイン／デシルグルコシド／ミリスチルアルコール／オクトキシグリセリン／ラウリルヒドロキシスルタイン／ジステアリン酸グリコール／ノバラエキス／エタノール／ポリクオタニウム‐7／コカミドＭＥＡ／リンゴ酸／ラウレス‐4／ワセリン／イソステアリン酸コレステリル／ハイブリッドヒマワリ油／ＰＥＧ‐65Ｍ／ＢＧ／

クエン酸／水酸化Na／安息香酸Na／EDTA‐3Na／香料

ラウレス硫酸Naは別名「ポリオキシエチレンラウリルエーテル硫酸ナトリウム」であり、これは台所用洗剤の代表的な洗浄成分ですし、そのほかにも台所用洗剤と同じ成分がたくさん含まれます。こういう企業にとって赤ちゃんの肌は汚れた食器と変わりないのかもしれません。

フランスの産科医で「お産の神様」と呼ばれたミシェル・オダン氏は、自著『プライマル・ヘルス』（メディカ出版）の中で「プライマル・アダプティブ・システム」という考え方の重要性を説いています。母親が食事を怠り、社会への学びを怠った状態で無数の毒を取り込んでいるとします。それでも胎児はそれから逃れられないので、無理にでも順応し発育していかざるをえません。その結果、そうした環境で生まれてきた子どもは設定レベルが低いままであるため、将来的にもさまざまな健康問題を生じやすい傾向があるというのです。

この考えは私にとっては非常に理解しやすいものですが、現代の母親は決して認めはしません。現代の母親はまず「しょうがない」としか言いません。次に子どもに健康問題が起こったときは自分ではなく他人を責めます。そして、さらに医学やシステムに頼って子どもを苦しめていき、それさえも正当化していくわけです。子は親の鑑《かがみ》とよくいいますが、現在子どもに起こっていることはすべて必然あり、子どもが病気なら子どもが病気になる理由が周りにあるということです。医学とか科学はそれらを否定しながら「あなたのせいではなく、病気なんだよ」と近づいてきますが、その甘美な誘惑に現代のママたちはたやすく乗ってしまうのです。

母乳もダイオキシンに汚染されている

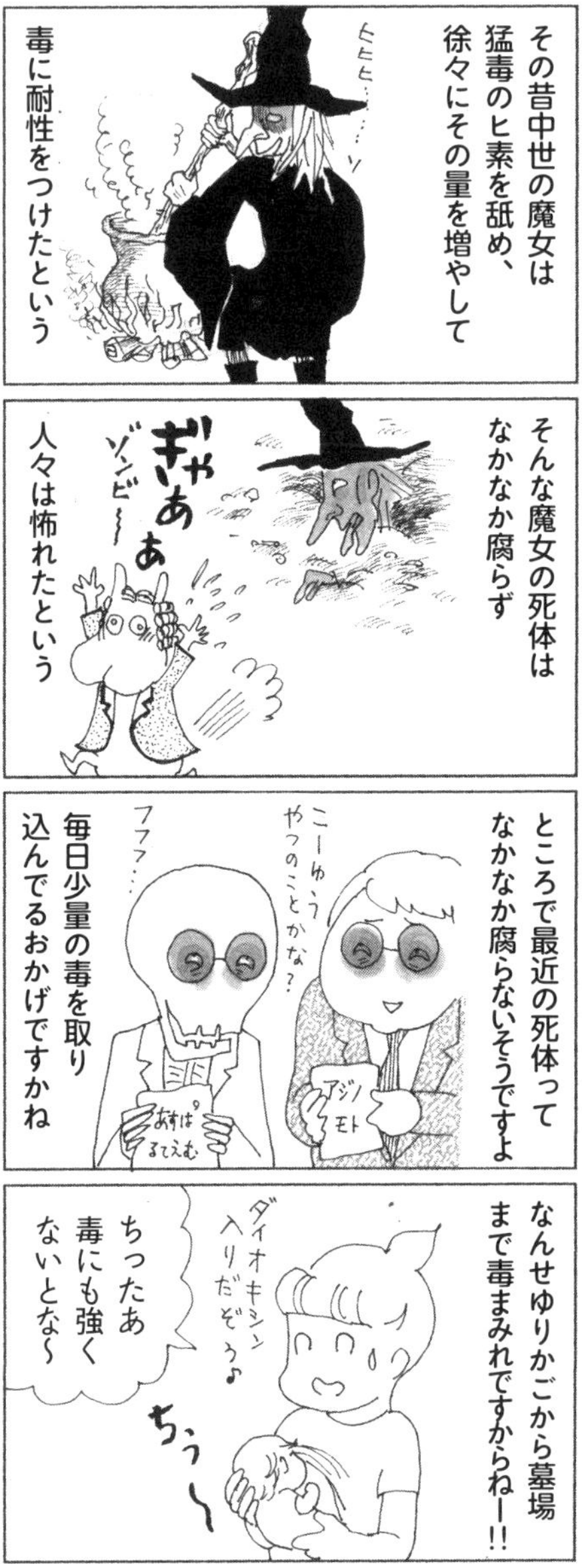
その昔中世の魔女は
猛毒のヒ素を舐め、
徐々にその量を増やして
ヒヒヒ…ッ
毒に耐性をつけたという
そんな魔女の死体は
なかなか腐らず
ぎゃあぁ
ゾンビ〜〜
人々は怖れたという
ところで最近の死体って
なかなか腐らないそうですよ
こーゆうやつのことかな?
フフフ…
毎日少量の毒を取り
込んでるおかげですかね
アジノモト
なんせゆりかごから墓場
まで毒まみれですからねー!!
ダイオキシン入りだぞう♪
ちったあ
毒にも強く
ないとな〜
ちう〜

さて、本当に毒ばっかりでイヤになってしまう世の中ですが、ママさんたちの母乳にまでそれは及んでいるのです。それじゃあ畜産されている動物たちと変わらないじゃないか、と思ったあなたは勘が鋭いかもしれません。

私たちが子どもに〝風邪薬〟と称した添加物入りのシロップを飲ませ、その次に添加物入りのミルクを飲ませ、その次に石油から作られた毒まみれの紙おむつを使うのは決して偶然ではないのです。それらは延々と続き、常識として定着させられていますが、そうやって人々は考える力も直観も失わされてしまっているのですね。私たちはもう、こうした子育てが当たり前と考え続ける奴隷であることをやめなければならないのです。

添加物入りのシロップを飲むもっと前に毒だらけにさせる有力な手段が母乳です。母乳育児の大事さを一生懸命人々は訴えていますが、もとをたどればそれは奴隷や毒だらけを生み出す母体となります。私とて母乳育児自体を否定しているわけではありませんが、そこに潜んでいる問題に気づけないというのは甘いのです。

たとえば日本人の母乳中のダイオキシン濃度は私が知る限り世界一です。多いとされるヨーロッパ人と比べても1・3倍から1・5倍くらい開きがあります。「あの食品は危険だからダメ」とか「この育児用品をやめて自然のものに切り替えよう」などと言っているそばで、世界で一番ダイオキシンが濃～い母乳を子どもにあげて喜んでいる、それが日本のママさんたちの実態なのです。

私は母乳育児を否定しているわけではありません。すべての生物がそうであるように母乳育児こそが子育ての基本です。しかし、われわれ人類はもはや母乳まで汚染し尽くされているということを知ることもとても大切なのです。

この解決方法はただ一つ、母乳を避けるなどということではなく、この世のいろんな有害物質を使うのを人類がやめること以外ありえないのです。

紙ナプキンをやめれば、体が変わる

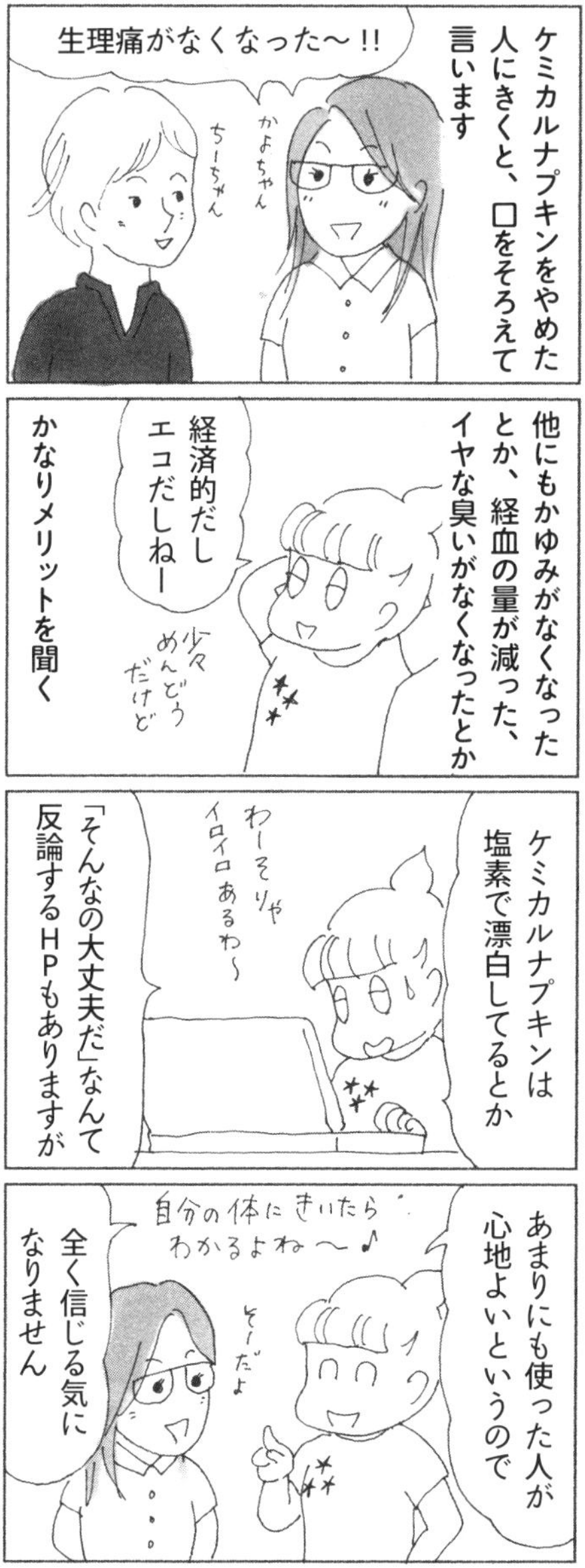
ケミカルナプキンをやめた人にきくと、口をそろえて言います
かよちゃん
ちーちゃん
生理痛がなくなった～!!
他にもかゆみがなくなったとか、経血の量が減った、イヤな臭いがなくなったとか
経済的だしエコだしねー
少々めんどうだけど
かなりメリットを聞く
ケミカルナプキンは塩素で漂白してるとか
わーそりゃイロイロあるわ～
「そんなの大丈夫だ」なんて反論するHPもありますが
あまりにも使った人が心地よいというので
自分の体にきいたらわかるよね～♪
そーだよ
全く信じる気になりません

布ナプキンと紙ナプキンについてはさまざまな議論がありますが、私もできれば化学性のナプキンは使わないほうがいいと思います。通常、使われている紙ナプキンは石油精製物質であって、これは経皮毒といって女性器を通して子宮に吸収されます。経皮毒として取り込まれた物質は、不妊症や子宮内膜症などの女性疾患を引き起こす可能性があるだけではなく、発ガン性もあるとされています。また、産中・産後の状態や子どもの体質や脳にさえ影響を与えるこ

とが指摘されています。以下は皮膚への吸収率の一例ですが、このような数字であるからこそ女性用品にはとくに注意しなければならないのです。

●足のうら（0・14）
●腕外側（0・83）
●背中（1・7）
●頭皮（3・5）
●ほお（13・0）
●陰部（42・0）（田辺三菱製薬のホームページを参照）

布ナプキンを使うことによるメリットは月経痛の緩和や経血の変化などさまざまですが、医師として言えるのは現在のナプキンなどのほとんどすべてが石油精製物質であり、これは本質的には人体にとって毒性物質であるという点です。とくに女性的な不調があるという方は、これらを見直すだけでかなり違うこともあります。

また現代は毒ばかりの嫌な社会ですが、インターネットなどを通じて使いやすい布ナプキンが手に入りやすい時代になったともいえます。健康であるにはお金がかかる治療ではなく、ちょっとした苦労とちょっとした工夫こそが、もっとも大事であることをこういう事例は教えてくれます。

第6章 食卓の危険を嗅ぎ分けよう

トランス脂肪酸たっぷりのマーガリンを召しあがれ

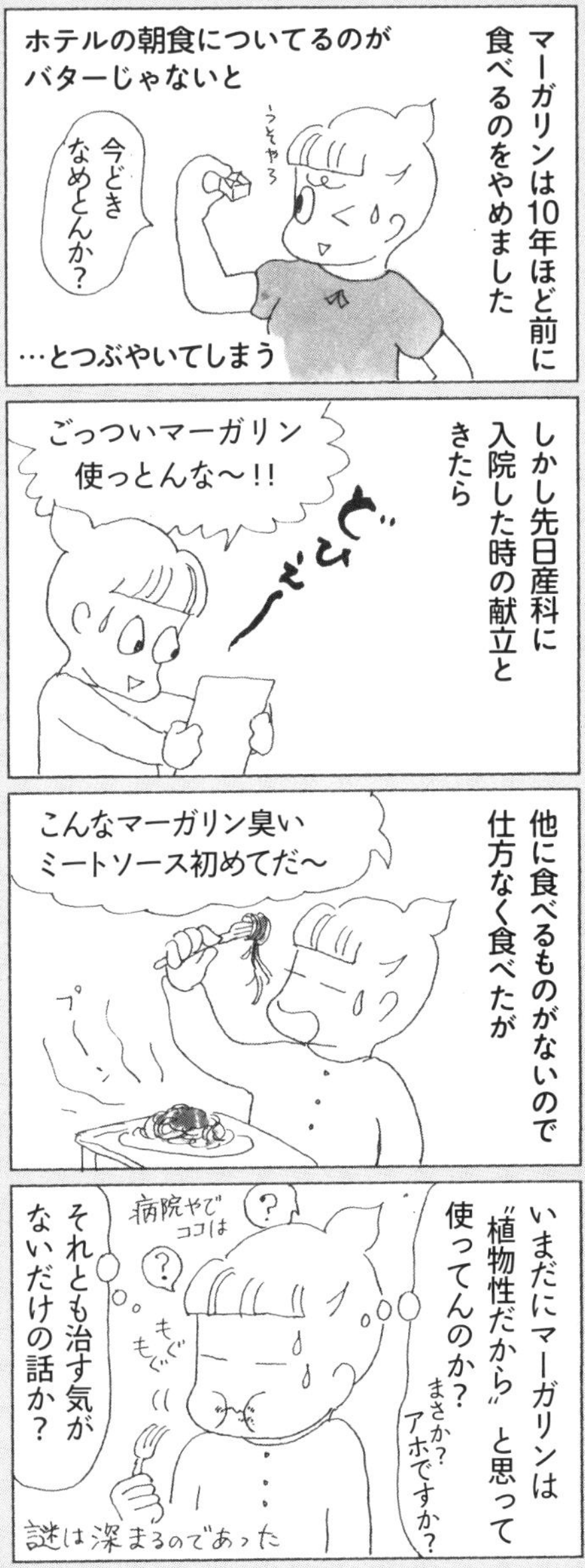
マーガリンは10年ほど前に食べるのをやめました
ホテルの朝食についてるのがバターじゃないと
うそやろ
今どきなめとんか？
…とつぶやいてしまう
しかし先日産科に入院した時の献立ときたら
ごっついマーガリン使っとんな～!!
どひぇ～
他に食べるものがないので仕方なく食べたが
こんなマーガリン臭いミートソース初めてだ～
いまだにマーガリンは〝植物性だから〟と思って使ってんのか？
まさか？アホですか？
病院やでココは
もぐもぐ
それとも治す気がないだけの話か？
謎は深まるのであった

トランス脂肪は今、海外ではもっとも危険視されている脂肪酸です。しかし、日本人でそれに気づいている人はまだわずかなようです。

トランス脂肪は、不飽和脂肪を加熱し、水分を蒸発させ、脂肪を凝固させたものであって、もとは不飽和脂肪だったものが飽和脂肪になっています。こうした脂肪は人工のもので自然には存在しないのですが、なぜこうするかという一番の理由は「保存」しやすいからです。

海外では、ニューヨーク市が初めてトランス脂肪を完全禁止しました。トランス脂肪は、糖尿病、高血圧、コレステロール疾患、心臓血管の病気、ガン、リウマチ性関節炎、カンジタ症、アレルギー、うつ、慢性疲労など多くの病気に関与するとされています。身体にとって異物であり、DNA（細胞）を損傷させる危険な物質なのです。

みなさんがご存知のマーガリンと呼ばれる物質は、水素添加植物油で作られたバターの模造品、つまりトランス脂肪酸の一種です。マーガリンは本来、家畜を太らせるための二級のバターであって、分子式の水素を増やすだけでプラスチックに早変わりする代物です。

食品産業がこんなものを平気で売っている姿勢そのものが、金儲け至上主義以外のなにものでもないでしょう。そもそも彼らは決してこのような食品を食べないし、政府もあなたを守ってはくれません。「なんで国はこれを規制してくれないんだ！」と言っている段階で、重度の依存症です。まず自分たちで動くのが生物として当然のことなのです。

「単不飽和」と「多価不飽和」の違いも知っておいて損はありません。多価不飽和脂肪には炎症を起こすオメガ6脂肪酸が、単不飽和脂肪には非炎症性のオメガ3脂肪酸が含まれます。よくオメガ3が健康に良いといわれますが、オメガ6も体には必要です。大切なのはそれらをいい比率で摂ることであり、現代人はオメガ6が多くなりすぎていることこそが問題なのです。オメガ3を摂ることが重要ですが、植物油は熱を加える料理に適さず、注意が必要です。

オリーブオイルのウソとホント

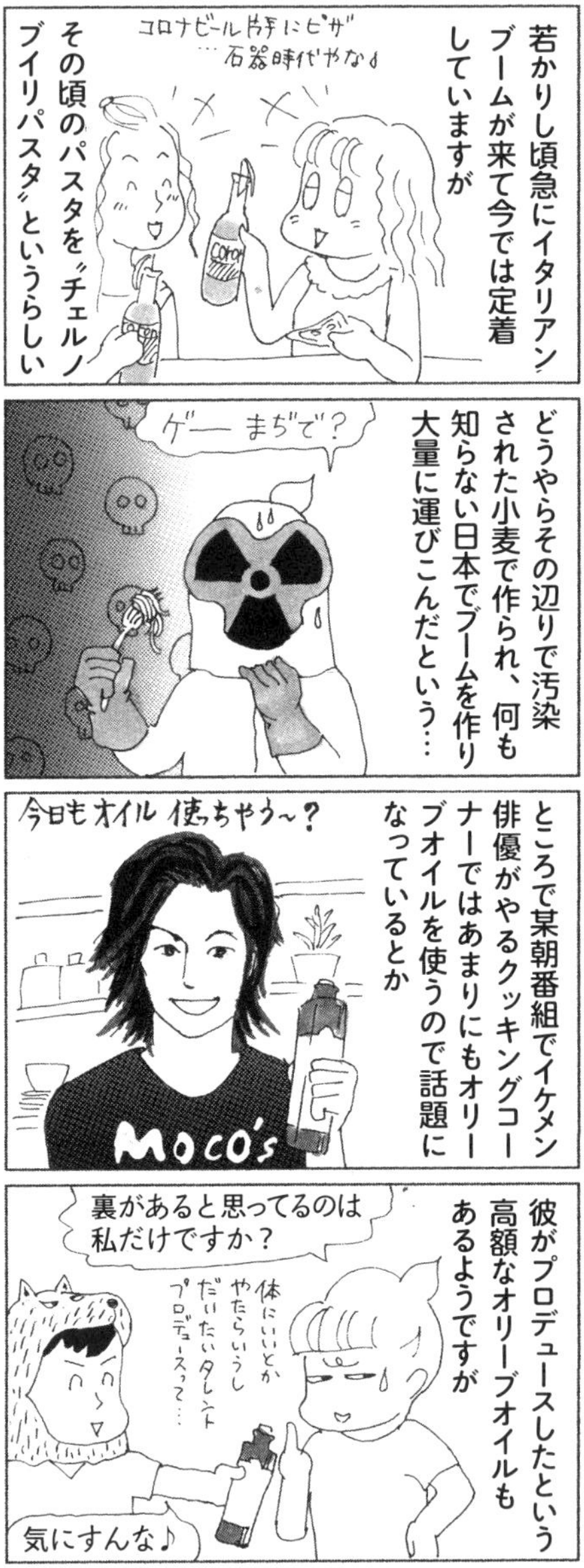
若かりし頃急にイタリアンブームが来て今では定着していますが
コロナビール片手にピザ…石器時代やな♪
その頃のパスタを〝チェルノブイリパスタ〟というらしい
どうやらその辺りで汚染された小麦で作られ、何も知らない日本でブームを作り大量に運びこんだという…
ゲー まぢで？
ところで某朝番組でイケメン俳優がやるクッキングコーナーではあまりにもオリーブオイルを使うので話題になっているとか
今日もオイル使っちゃう～？
MOCO's
彼がプロデュースしたという高額なオリーブオイルもあるようですが
裏があると思ってるのは私だけですか？
体にいいとかやたらいうしだいたいタレントプロデュースって…
気にすんな♪

オリーブオイルに関してはポール・ファッサ（市民ジャーナリスト）が面白い指摘をしていますので、要約して紹介してみましょう。翻訳はおなじみの為清勝彦氏です。

「低温圧搾《あっさく》のエキストラバージン・オリーブオイル」と表示されていれば、最高級のサラダオイルだと思われるでしょう。ラベル表示のとおりであれば、しかもイタリア産ならば、最高に健康に良いオイルだと思われるに違いありません。しかし、「エキストラバージン・オリーブオイル」と表示されているものの大半は、じつはそうではないとファッサ氏は述べます。

実際のところ多くのオリーブオイルに添加物が混ぜ込まれており、それによりオリーブオイルの健康効果は打ち消され、水素添加加工されたオイルの毒性がわれわれの身体を侵すことになります。安売りのスーパーで「エキストラバージン」とか「バージン」と表示され、大きなプラスチックのボトルで売っているオリーブオイルを信じることはできないのです。

純粋な高級オリーブオイルの場合、オリーブの実を傷つけず、葉や小枝が混ざらないように、機械ではなく手摘みされ、摘み取ったあとで時間をおかず低温で圧搾してオイルを抽出します。ここに熱も化学薬品も加えません。遠心分離機が使用されることが多いのですが、水溶性の抗酸化ポリフェノールの多くが遠心分離機に必要な水によって洗い流されてしまうため、本当は伝統的な石の圧搾器を使わなければならないのです。

さらには抽出されたオイルはビンかステンレスの缶で保存しなければならないといいます。プラスチック容器はオイルが容器の化学物質を吸収してしまうからです。

「昔ながらの小規模なメーカーであれば、濾過《ろか》していないオイルを売ってくれることが多い。濾過されていないので、沈殿物があったり、濁って見える。それに有機栽培のオリーブを使っている。そうしたオリーブオイルは値段も高くなる」(フォッサ氏)

ここまで徹底しているオリーブオイルが果たしてどれほどあるのでしょうか。流行りものに飛びつくだけでは、結果的にダマされて終わり、ということになりかねません。

動物性脂肪は本当に悪者なのか？

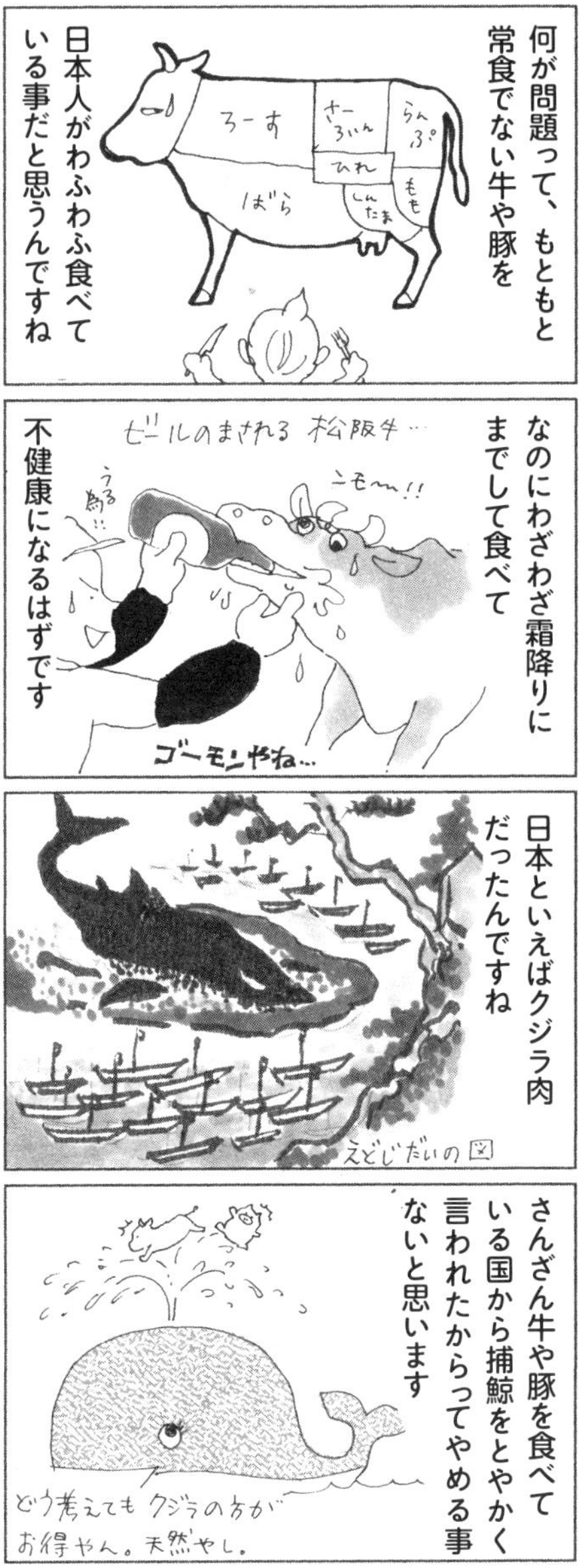
何が問題って、もともと
常食でない牛や豚を
日本人がわふわふ食べて
いる事だと思うんですね
ろーす
さーろいん
らんぷ
ひれ
もも
しんたま
ばら
なのにわざわざ霜降りに
までして食べて
不健康になるはずです
ビールのまされる 松阪牛…
ンモ～!!
ゴーモンやね…
日本といえばクジラ肉
だったんですね
えどじだいの図
さんざん牛や豚を食べて
いる国から捕鯨をとやかく
言われたからってやめる事
ないと思います
どう考えても クジラの方が
お得やん。天然やし。

飽和脂肪を避けることが今の日本では基本的な健康法だとされています。しかし、本当にそれは正しいのでしょうか？　医者や栄養士はずっと脂《あぶら》を敵視するよう教えられていますが、もっと脂とは何であるかを考えねばなりません。

どんな食べ物に、飽和脂肪が含まれているのか？　肉や酪農製品、植物ではココナッツ油などが有名です。人類は歴史上長い間、飽和脂肪を食べてきており、古代の人々のほうが現代人よりよほど現代病にはならなかったのは、複数の文献で示されています。そうでなくても油や脂肪というのは細胞や細胞膜、神経組織、ホルモンなどを作るのには欠かせない材料であり、避けるものではなく積極的に摂取すべきものです。

動物性脂肪の是非を問う際には、エスキモーやインディアンやアボリジニといった民族の食生活が重要なヒントとなります。昔のエスキモーは、ほとんどの人が動脈硬化性疾患やガンにはならなかったことが複数の研究でわかっています。

現代科学において一番の要因と推測されているのが、彼らが生の質のいいアザラシ肉を食べていたことです。その中には多くの微量元素やビタミンやＥＰＡ（エイコサペンタエン酸）その他が含まれており、かつ動物性脂肪やアミノ酸も豊富であって、まさに生命を食べることで生命をつないでいたわけです。

しかし、その後、彼らは移住し、西洋的な食生活や住環境に囲まれるようになると、今までほとんど経験したことのなかったガンや動脈硬化性疾患が激増しました。それは現代人の食事に彼らが合わせたがゆえであるとされています。

私は現代人が動物性脂肪を悪者扱いするだけではなく、その食べ方を見直してもいいのではないかと思っています。ただそこには「いい動物性脂肪であること」という条件があるわけです。現代の動物性脂肪には畜産の肉を含めて、さまざまな種類の添加物や毒性物質が入っています。それらを考えずしていい動物性脂肪を摂取することはできないのです。

オイルとドレッシングについて知っておくべきこと

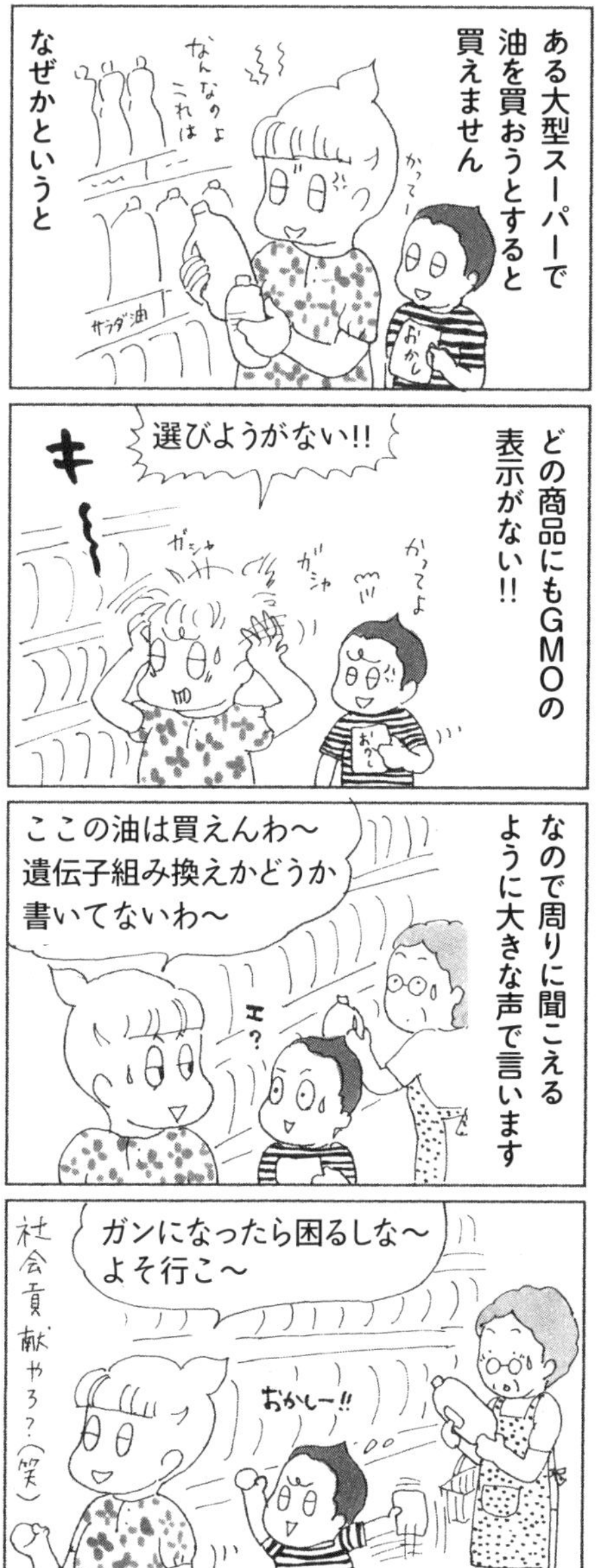
ある大型スーパーで油を買おうとすると買えません
なんなのよ これは
かってー
サラダ油
おかし
なぜかというと
どの商品にもGMOの表示がない!!
選びようがない!!
キー
ガシャ
ガシャ
かってよ
おかし
なので周りに聞こえるように大きな声で言います
ここの油は買えんわ～
遺伝子組み換えかどうか
書いてないわ～
エ?
ガンになったら困るしな～
よそ行こ～
社会貢献やろ?(笑)
おかしー!!

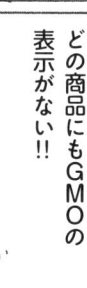

食用油は、調理に欠かせないものですが、これらの製法・原材料などが公開されることは稀です。正しい食用油の知識とは、その原材料や製法を知ることにあるといえます。原材料に遺伝子組み換えのものが含まれるものはそもそも論外ですが、油の製法について正しく知ることが、健康を守る秘訣です。

一般的なサラダオイルなどは、もっともリスクが高い油といえます。原材料は大豆油や菜種油、綿実油やコーン油、ごま油やオリーブ油などの食用油を混ぜ合わせて作られます（混合率等は企業秘密）が、精製時に加熱処理を行なうことでトランス脂肪酸に変化します。ちなみにキャノーラ油は、菜種のうち、品種改良されたキャノーラ品種から採油されたもので、厳密には菜種油と同じものではありません。GMO（遺伝子組み換え作物）も多いとされています。

さらに、市販のドレッシングなどは、脱色（活性白土）、脱臭（乳酸）、風味付け（リン酸、クエン酸、フィチン酸）、酸の除去（硫酸、塩酸、蓚酸《しゅうさん》、苛性《かせい》ソーダ）など、添加物と化学薬品のオンパレードです。当然のことながら、原材料にもともと含まれている抗酸化物質などは見る影もなくなり、酸化しやすい油となるため、さらにBHA（ブチルヒドロキシアニソール）やBHT（ジブチルヒドロキシトルエン）などの酸化防止剤（発ガン性物質の中でも直接性発ガン物質に分類され、細胞化学反応を経ずに直接DNAと反応する物質）を添加され、製品化されます。

欧米では規制対象で全面禁止になっている地域もあるというのに、こうした物質が混入されているのが日本の「サラダオイル」の実態です。

欧米は多国籍企業などの影響も強いですが、市民団体の声も強いので、消費者に情報が広まりやすく政府も規制に走りやすい土壌があります。しかし日本では市民の意識が希薄なため、たとえばBHAなども外資系産業の圧力により使用が容認されてしまうという実情があります。先進国（この表現は嫌いですが）の中で、「トランス脂肪酸」の表示義務がないのも、わが国だけです。

狭いイケスで大量飼育される養殖魚

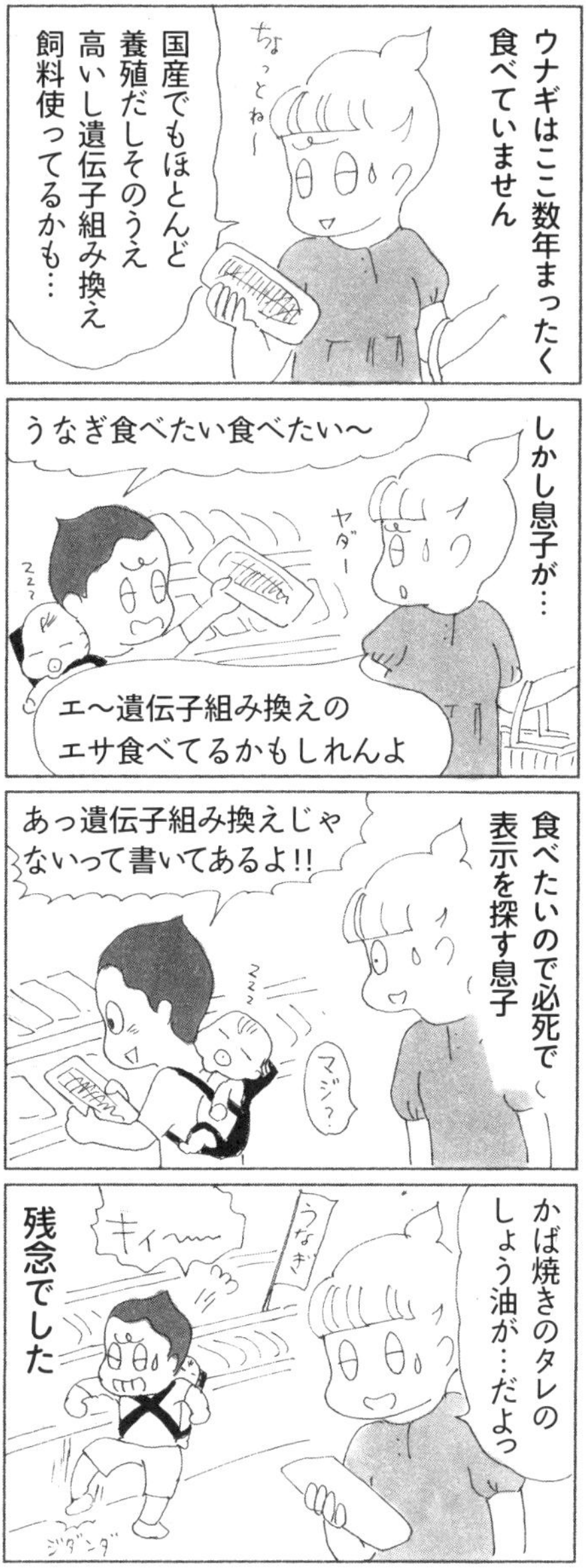

ウナギはここ数年まったく食べていません
ちょっとね〜
国産でもほとんど養殖だしそのうえ高いし遺伝子組み換え飼料使ってるかも…
しかし息子が…
うなぎ食べたい食べたい〜
ヤダー
エ〜遺伝子組み換えのエサ食べてるかもしれんよ
食べたいので必死で表示を探す息子
あっ遺伝子組み換えじゃないって書いてあるよ!!
マジ？
かば焼きのタレのしょう油が…だよっ
うなぎ
キィ〜〜
残念でした
ジダンダ

養殖というとサーモンやハマチなどを思い浮かべますが、この養殖魚も危険な食品に変化してしまっています。肉だけでなく魚までとなるとわれわれは何を食べればいいんだろうと悩みますが、その悩み自体が本来バカバカしいものなのです。悩むことをやめてこのようなシステム自体を見直せばいいことなのですから。

基本的に養殖の魚は混雑した狭い養殖場で育てられます。そこには病原体も多く、水質汚染も指摘されています。また、身を天然に近い健康的なピンク色にするため染料を混ぜたエサを与えられている養殖サーモンも多いといわれます。

コーネル大学やイリノイ大学、インディアナ大学などによる研究では、養殖サーモンでは天然サーモンよりオメガ3脂肪酸の量が多いものの、魚に含まれる汚染物質の量は10倍程度とその便益を相殺する以上に高く、研究者たちは「消費者はスコットランドやノルウェー、カナダ東岸産の養殖サーモンを食べる機会は年3回（3食）以下に抑えるべきでしょう。メーン州、ワシントン州およびカナダ西岸の養殖サーモンは年に3～6回まで、チリ産の養殖サーモンは年6回程度までを上限とすべきです。一方、天然のシロザケ（日本で一般に「サケ」と呼ばれる種）は週1回食べても安全といえ、ベニザケやギンザケは月2回程度、キングサーモン（マスノスケ）は月1回弱までなら安全です」とアドバイスしています。

ハマチの養殖なども悪評が高いようです。ハマチの養殖は狭いイケスの中で「密飼い」という名称の大量飼育をされ、エサはイワシなどのほか合成飼料も混ぜられるとのこと。病気予防と称して抗菌薬、ホルモン剤などが大量にイケスに投与されます。また養殖の大型魚の場合、ダイオキシン、カドミウム、有機水銀などが蓄積しやすく、さらに最近では放射能汚染のことまで心配しなくてはならなくなりました。

まったく食べるものがない国ではありますが、自分でいろいろと調べることで自分や家族の身を守るしかないですね。

ほとんど油でできているネギトロ

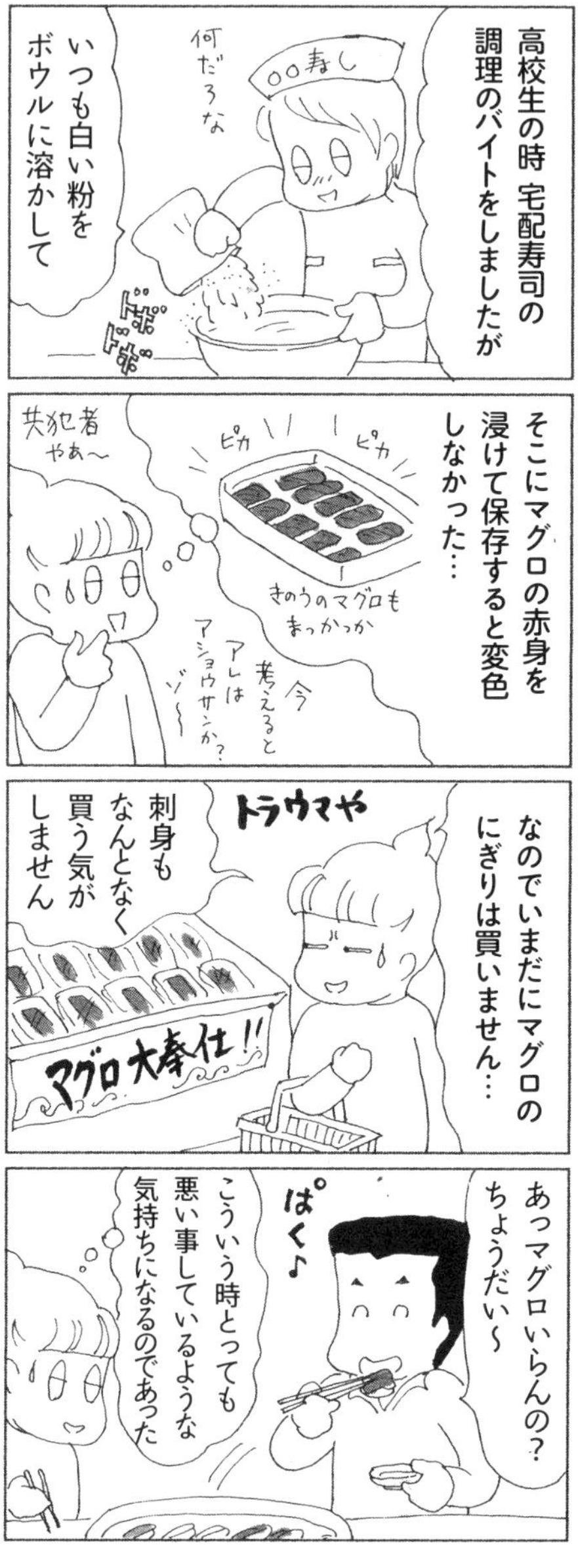
高校生の時 宅配寿司の
調理のバイトをしましたが
○○寿し
何だろな
いつも白い粉を
ボウルに溶かして
ドボドボ
そこにマグロの赤身を
浸けて保存すると変色
しなかった…
ピカ ピカ
きのうのマグロも
まっかっか
共犯者
やぁ～
今考えると
アレは
アショウサンか?
ゾ～
なのでいまだにマグロの
にぎりは買いません…
トラウマや
刺身も
なんとなく
買う気が
しません
マグロ大奉仕!!
あっマグロいらんの?
ちょうだい～
ぱく♪
こういう時とっても
悪い事しているような
気持ちになるのであった

よく安い回転寿司屋さんやスーパーの食品売り場で見かけるネギトロ、あれは本当にネギトロなんでしょうか？　じつはそのほとんどが「偽装ネギトロ」なのですが、あなたは本物だと思って食べていませんか？

本来、マグロの中落ちや脂の乗ったトロを細かく刻み潰したのがネギトロですが、格安で売られているネギトロは、ゴミ同然のマグロの赤身に植物性油脂（ショートニング、つまりはトランス脂肪酸）添加物を加えて作ったものです。

原材料は大豆油やヤシ油で、そこに食品添加物の着色料や香料、塩などを入れて黄色っぽい油にし、グリセリン脂肪酸エステル、大豆レシチンなどの乳化剤を添加して水と油を練り合わせ、それをマグロの赤身をすり潰したものに加えるとできあがりだそう（『ニセモノ食品」作り最前線』ドクターくられ著、別冊宝島）。これまでの応用編ですがちょっと知ってしまえば怖くて食べられなくなります。

最近はマグロの代用品としてアカマンボウなどを使用する店があったり、アワビの代用品としてロコ貝が用いられたり、エンガワはヒラメではなくほかの深海魚であったりと、食品業界ではこのようなことが日常的に行なわれています。

そもそもマグロ自体も水銀の濃度が高く、アメリカなどでは幼児や妊婦には食べさせないように警告が出されています。でも日本人は大人も子どももそんなこと無視して食べています。ある意味恐ろしいですが、日本という国は自分から不健康になりたい人の集団なのですから、それでいいのかもしれません。その割に文句や不平が多いので困ってしまいますが……。

たとえば「回転寿司、危険」とかでネットで検索してみてください。すさまじい量の情報が出てきます。まずはさまざまな情報を知ることがグーミン脱出のために必要です。

もちろんほとんどの日本人がそんなものを見るわけないから、みんな喜んで回転寿司に行くんですけどね。

刺身のツマや哺乳瓶を消毒する薬品

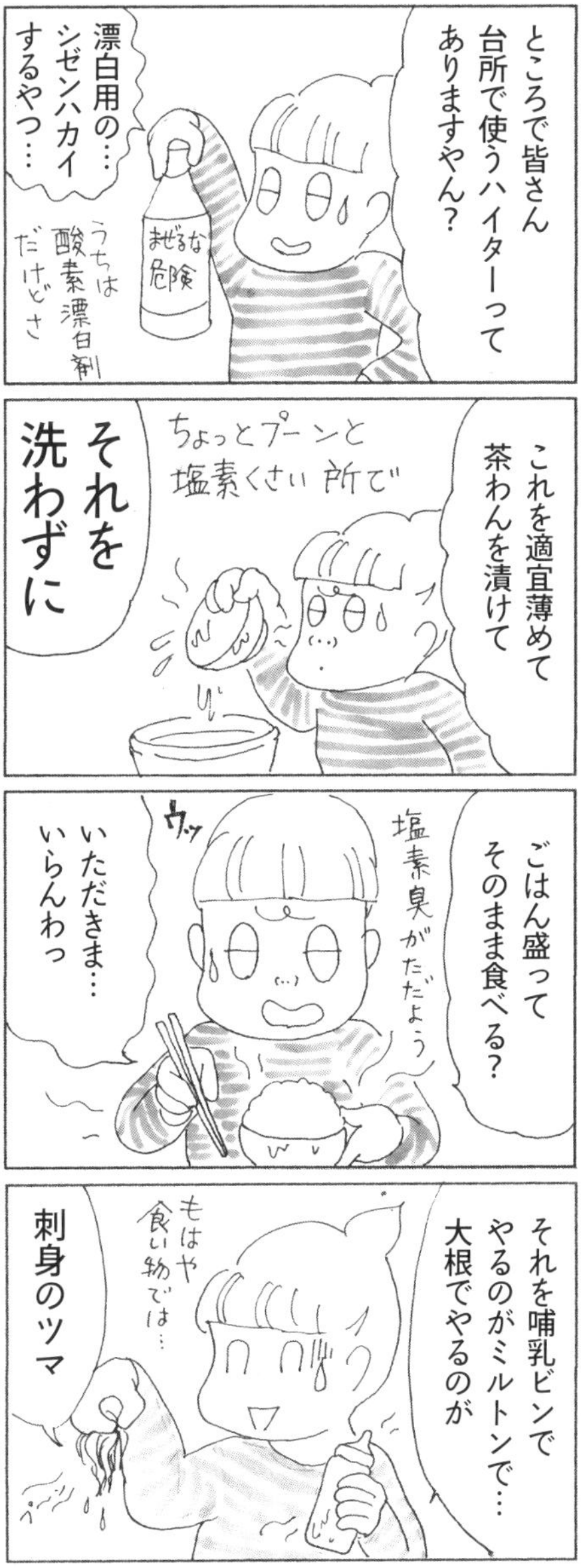
ところで皆さん
台所で使うハイターって
ありますやん？
漂白用の…
シゼンハカイ
するやつ…
まぜるな
危険
うちは
酸素漂白剤
だけどさ
これを適宜薄めて
茶わんを漬けて
ちょっとプーンと
塩素くさい所で
それを
洗わずに
ごはん盛って
そのまま食べる？
塩素臭がただよう
ウッ
いただきま…
いらんわっ
それを哺乳ビンで
やるのがミルトンで…
大根でやるのが
もはや
食い物では…
刺身のツマ

みなさんは本物のお寿司屋さんでツマを食べたことがありますか？　もちろんそのようなお寿司屋さんであれば大根も農薬を使っていませんし、処理をするにも化学薬品など使ってはいません。その結果、自然の味がするオイシイ大根のツマを食べることができます。

しかし、安い居酒屋のツマや、スーパーで買ったパック刺身のツマの大根は、そんなものではありません。当然ながら大量生産で商品化できるのにはそれなりに理由があるのです。白い大根のツマは当然のように殺菌・漂白をしてあります。本物の大根をその場でツマにしたものと比べてみれば、味は一目瞭然です。

このような一般用のツマは、次亜塩素酸ナトリウムという非常に強い殺菌効果がある物質を300~600倍に希釈して野菜を浸します。もちろんスーパーで使うようなツマであれば、農薬使用の大量生産型の大根となるでしょう。

次亜塩素酸ナトリウムは水道水にも使われていますが、商品としてほかに使われているのが「カビキラー」です。子ども用の殺菌洗浄剤である「ミルトン」にも入っています。濃度がどうとか言う人もいますが、気分やにおいの問題として、これを口に入れたくないと思うのが生物として当然の心理ではないでしょうか。

次亜塩素酸ナトリウムまたは残留物の塩素を摂取すれば、将来アレルギーなどを発症する可能性は十分考えられます。また塩素は有機物と結びついて毒性が増すことが多いため、ミルクとミルトンが混ざるのは危険がさらに増します。

子ども用の哺乳瓶の消毒にミルトンなんて不要です。カビキラーで洗っているのと本質的に大差はありません。そんなもの使わずに水できれいに洗えば十分ですし、それでも雑菌が気になるなら熱湯消毒したほうがよほどましでしょう。

このような商品を使うのは子どもへの親の愛情ではなく、自分の面倒くささをごまかすものでしかありません。

いつまでもみずみずしい、素晴しきカット野菜

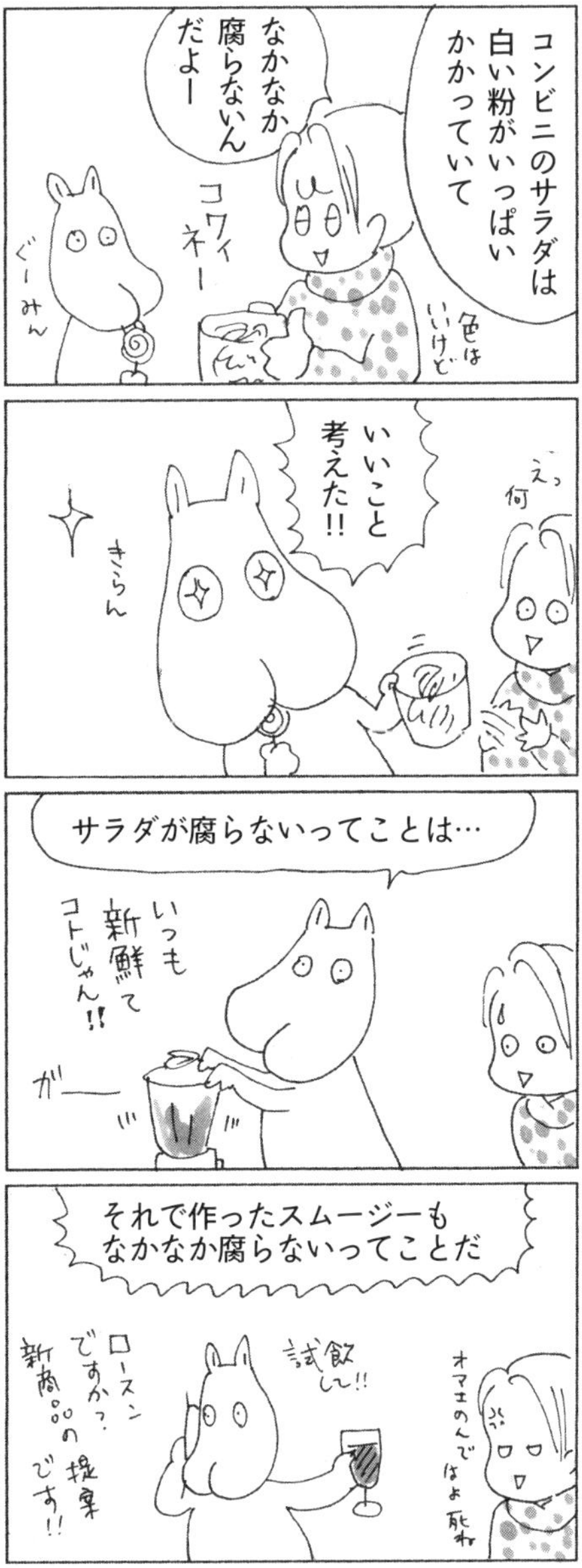
コンビニのサラダは白い粉がいっぱいかかっていて
色はいいけど
なかなか腐らないんだよー
コワイネー
ぐーみん
えっ何
いいこと考えた!!
きらん
サラダが腐らないってことは…
いつも新鮮てコトじゃん!!
ガーー
それで作ったスムージーもなかなか腐らないってことだ
オマエのんではよ死ね
試飲して!!
ローソンですか？新商品の提案です!!

千切りや乱切りなどの状態でパッケージされた「カット野菜」の販売が好調だそうです。農畜産業振興機構によると、市場規模は約１９００億円（２０１２年度、推計）にのぼるとのことです。もちろんこのカット野菜も刺身のツマと同じ構造を持っているのは言うまでもありません。カット野菜やコンビニの野菜サラダが黒ずんでしまったりしおれてしまったら売り物になりません。そこで変色防止、殺菌・消毒などの処理が施されます。

通常であれば、カット野菜は次亜塩素酸ナトリウムの水溶液に漬けて変色を防止し、殺菌処理します。次亜塩素酸ナトリウムは特異な臭気を有し、酸化作用、漂白作用、殺菌作用があり、カビキラーやミルトンなどの中の物質と同じであることはすでに述べました。

コンビニやスーパーなどのサラダの場合、さらに、シャキシャキ感を出すためにｐＨ調整剤に漬けることがあるそうです。またカット野菜には、次亜塩素酸ナトリウムの表示はありません。製造工程で使われた化学薬品については「加工助剤」として表示義務が免除されているからです。

このような処理を施すと当然、加工食品のサラダに含まれる栄養素は少なくなってしまいます。それなのに、ほとんどの人が「健康のため」と思って、加工食品のサラダを食べているわけです。私は、こんなの食べるくらいなら何も食べないほうがまだ健康でいられると思っていますが……。「そんなこと言ったら、食べるものがない」なんて言ってるヒマがあったら、自分でサラダを作ればいいだけです。

まっさらな野菜であっても農薬漬けの毒まみれなわけですが、カットされて加工される過程でさらに毒まみれにされているとは、なんて皮肉な世界なんでしょう。

さらにいえば、現代と昔では野菜の中身自体が変わってきています。ビタミンやミネラルなどの微量栄養素が少なくなっているのです。原因は、土壌の変化、農薬、品種改良などが考えられます。

野菜の栄養素がどんどん減っている

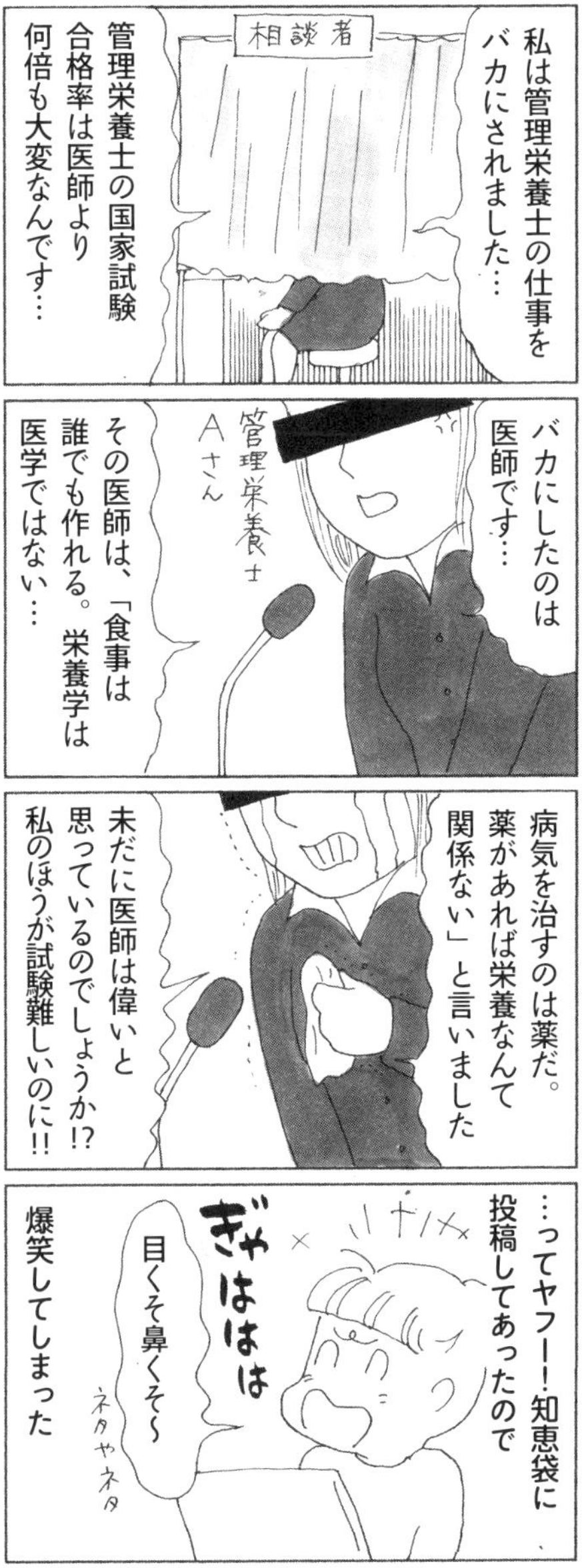

相談者
私は管理栄養士の仕事を
バカにされました…
管理栄養士の国家試験
合格率は医師より
何倍も大変なんです…
バカにしたのは
医師です…
管理栄養士
Aさん
その医師は、「食事は
誰でも作れる。栄養学は
医学ではない…
病気を治すのは薬だ。
薬があれば栄養なんて
関係ない」と言いました
未だに医師は偉いと
思っているのでしょうか!?
私のほうが試験難しいのに!!
…ってヤフー!知恵袋に
投稿してあったので
ぎゃははは
目くそ鼻くそ〜
ネタやネタ
爆笑してしまった

われわれが食べているものは栄養的に〝カス〟であるといわれています。これまでも書いてきたように、これは現代食品を語るうえでの基本であり、たとえばサプリメントを摂る人々の多くの論拠にもなっています。一例として、にんじんとその栄養素の含有量推移をあげておきます。確かにこの数字を見ればサプリメントを飲みたくなるのも道理というものでしょうし、ここにさらに農薬が混ぜられ（というより含有しているから栄養素が下がり）、ほかの毒も混ざっ

にんじんの栄養素含有量の推移

	水分(g)	カルシウム(mg)	鉄(mg)	ビタミンA(IU)	ビタミンB_1 (mg)	ビタミンB_2 (mg)	ビタミンC(mg)
1947年	87.9	11	2	9000	0.10	0.03	15
1950年	87.8	11	2	13500	0.10	0.05	10
1954年	87.8	47	0.6	13500	0.10	0.05	10
1963年	85.8	35	0.5	4000	0.06	0.04	7
1982年	90.4	39	0.8	2028	0.07	0.05	6
2000年	89.5	28	0.2	2527	0.05	0.04	4
2010年	89.5	28	0.2	2527	0.05	0.04	4

（数値は「日本食品標準成分表」に基づく）

ているとなれば、人々が不健康になるのも当たり前のことといえるでしょう。

現代の栄養士というのはどうしようもない存在だといっても過言ではありません。医学者は栄養の勉強自体をしないのでどうしようもない存在ですが、栄養士は間違った栄養学を広めているのでさらにどうしようもないといえるのです。

サプリについては必要性を訴える人もいますが、本当に今必要なものは、添加物や農薬などない、普通の栄養素豊富な食べ物であり、さらにいえば産業構造そのものの変化ではないでしょうか？

日本人は、土ではなく金と利権を扱っているほうが「カッコいい」と洗脳され続けてきたと思いませんか？　有益な食を作る人たちに名誉と報酬が渡るようにシステムを変えることなくして、もはや日本が真の意味で独立することなどないと思う次第です。

まず調味料から変えてみよう

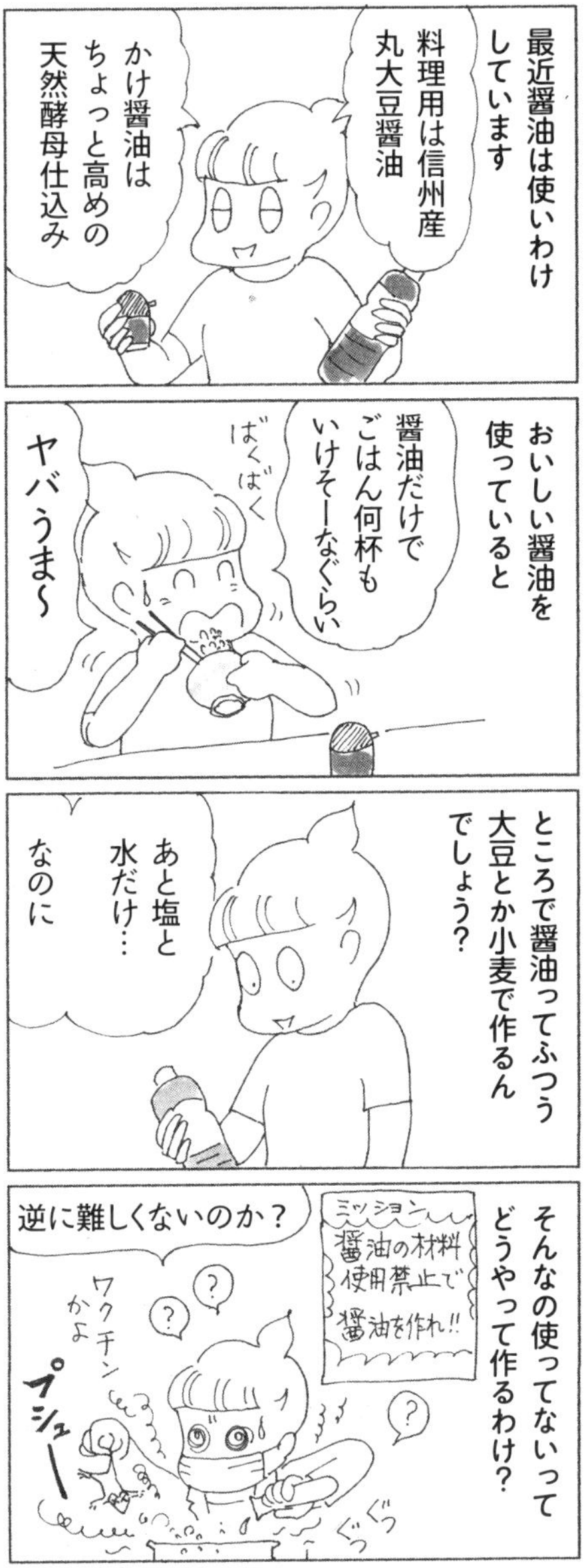
最近醤油は使いわけしています
料理用は信州産丸大豆醤油
かけ醤油はちょっと高めの天然酵母仕込み
おいしい醤油を使っていると
醤油だけでごはん何杯もいけそーなぐらい
ばくばく
ヤバうま〜
ところで醤油ってふつう大豆とか小麦で作るんでしょう？
あと塩と水だけ…なのに
そんなの使ってないってどうやって作るわけ？
ミッション 醤油の材料使用禁止で醤油を作れ!!
逆に難しくないのか？
ワクチンかよ
プシュー
ぐつぐつ

最近はずいぶん安い醤油が流通していますが、あれって本当に醤油なのでしょうか？　その話からしてみることにしましょう。

醤油は本来、小麦や大豆で麹を作り、そこに塩と水を混ぜ合わせてもろみを作り、このもろみをタルの中で1年以上じっくり発酵させ、最終的にそれを搾ってできあがるものです。みなさんもテレビなどで本物の醤油の作り方は見たことがあるかもしれません。

これに対して、最近の安い醤油というのは「醤油もどき」であって、本物の醤油とは別物です。たとえば原材料表示は「脱脂加工大豆、調味料、pH調整剤、甘味料、カラメル色素」などとなっています。添加物だらけ、化学物質で適当な味付けをしているだけです。主原料は、大豆油を搾り取った後のカス（脱脂加工大豆）ですが、これを塩酸で分解すると醤油のベースとなるアミノ酸液ができます。ここに、うまみはグルタミン酸ナトリウム（興奮毒でしたね）で、甘さは甘味料で、色はカラメル色素で補って、はい、完成です。こういう醤油もどきがコンビニの弁当やお寿司屋の醤油として使われます。

なぜこうした醤油ばかりになるかというと、より多くの儲けを出すためにすぎず、企業側はわれわれの健康のことなど一切考えていません。

このように作られた「醤油」をあなたが使うかどうかは自由です。

講演などで私はよく「食を変えようとするなら、まず調味料から変えてみましょう」と言っています。なぜならそれほどには値段が変わらないのと（もちろん若干高いです）、すぐにできるからです。これは、お金のあるなしの問題ではありません。

私は調味料は厳選したものを使っていますが、粗食を目指し一日一食を実行していることもあって、食費にかかるトータルの費用は抑えられています。無農薬・無添加で栄養豊富な食品などを摂っていれば、少なくても栄養素はしっかり入っていて、一日一食で十分ですし、最終的には医療費などのムダな費用もカットすることができるはずです。

優良企業マクドナルドを〝応援〟します

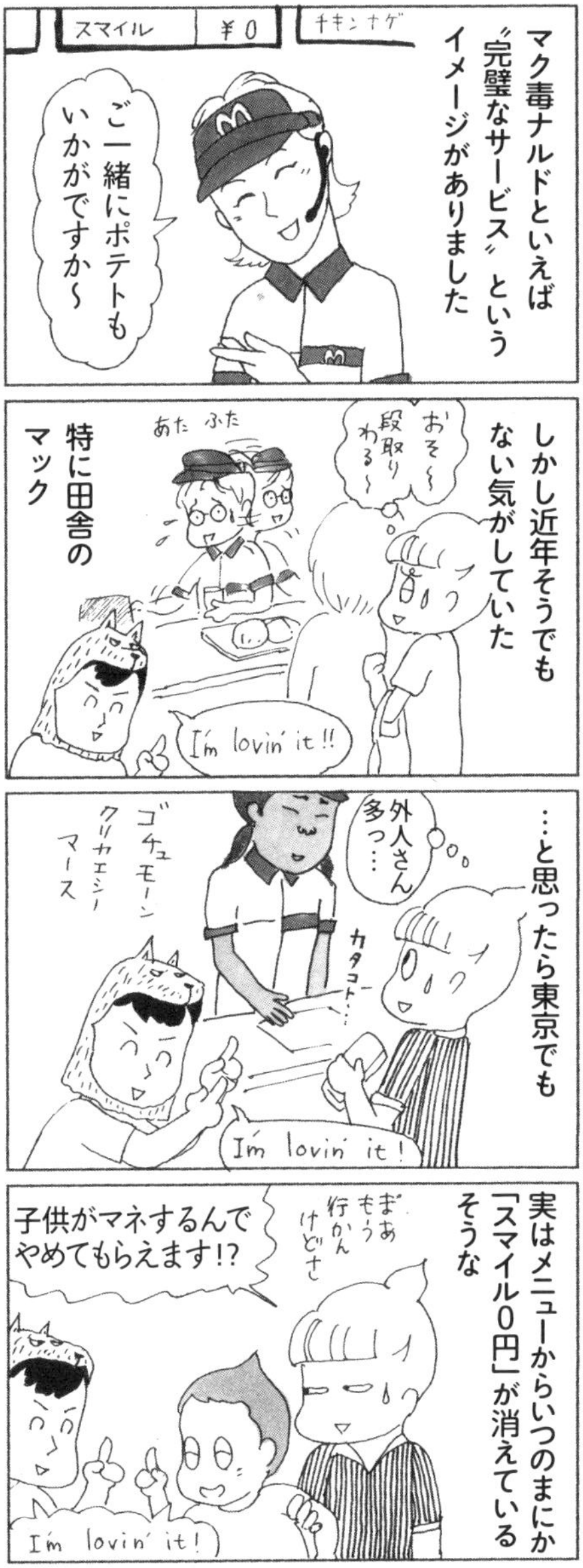
マク毒ナルドといえば〝完璧なサービス〟というイメージがありました
スマイル ¥0
チキンナゲ
ご一緒にポテトもいかがですか〜
しかし近年そうでもない気がしていた
おそ〜 段取りわる〜
あた ふた
特に田舎のマック
I'm lovin' it!!
…と思ったら東京でも
外人さん多っ…
カタコト…
ゴチュモーン クリヤエシマース
I'm lovin' it!
実はメニューからいつのまにか「スマイル0円」が消えているそうな
まぁもう行かんけどさ
子供がマネするんでやめてもらえます!?
I'm lovin' it!

そういえば世界中で叩かれているのに、日本人は優良企業だと思っている企業の一つにマクドナルドがありますね。いつも批判ばかりじゃかわいそうですから、ちょっとマクドナルドの味方になって書いてみましょう。

マクドナルドの食品には種々の添加物や毒物が入っていますが、どれだけ添加物や毒物が入っていても安全の範囲内である、というのがマクドナルドの主張です。それを信じるかどうかはみなさんの判断次第です。だって多くの方は権威や売れているものに興味があるのでしょうから、世界で一番流行っているマクドナルドの主張に耳を貸さないといけません。疑ったり警戒心を持つなんてマクドナルドとしては困ってしまいますから。だいたいマクドナルドの食品を笑って喜んで食べている人に失礼ですよね。

そうそう、笑うと免疫力が上がるそうですね。マクドナルドを喜んで食べている人は免疫が上がっているんじゃありませんか。その免疫への効果と添加物などの悪影響と、どちらが勝つのか証明できる人がこの世にいるのでしょうか？

だからスライム肉をどれだけ使っていようが、チキンナゲットが本当は鶏の肉でなかろうが、ハンバーガーの肉が乳牛を殺した肉であろうが、ポテトをトランス脂肪酸で揚げていようが、遺伝子組み換えの小麦を使っていようが、マクドナルドはとても安全だと信じていただかないと困ります。ほら、マクドナルドの店を見てください。みんな笑っているでしょう？　マクドナルドの食べ物を食べたところで「ただちに影響はない」というのを信じるべきなのです。

マクドナルドの食品を何年放置しても腐らなかったという情報がネット中に氾濫していますが、あんな情報は嘘八百でマクドナルドにとっては迷惑千万な話です。

マクドナルドはロッテリアほどセンスは悪くありません。マクドナルドはモスバーガーのようにトランス脂肪酸を使っても高く料金設定するようなセコいことは致しません。

ぜひみなさんも、お店に行っていただければ！　I'm lovin'it!

GMOと共食い飼料で育てられるアメリカ牛

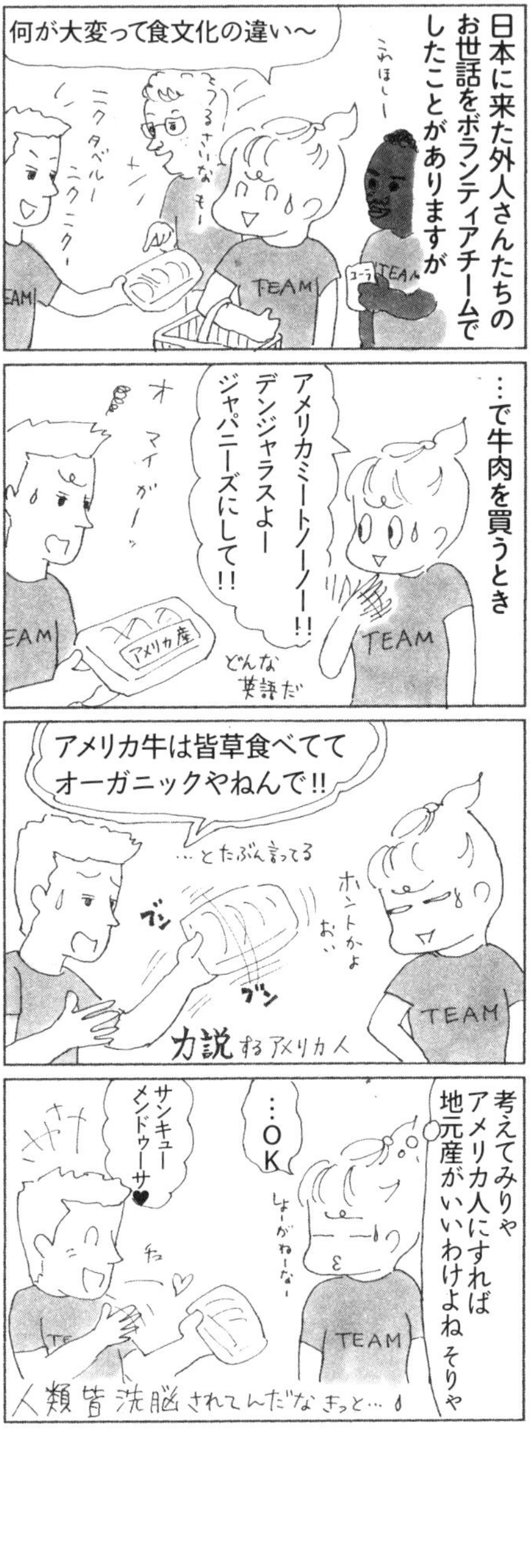
日本に来た外人さんたちのお世話をボランティアチームでしたことがありますが
何が大変って食文化の違い〜
これほしー
うるさいなもー
ニクタベルー ニクニクー
コーラ
TEAM
…で牛肉を買うとき
アメリカミートノーノー!! デンジャラスよー ジャパニーズにして!!
オーマイガー!!
アメリカ産
どんな英語だ
アメリカ牛は皆草食べてて オーガニックやねんで!!
…とたぶん言ってる
ホントかよ おい
ブン
ブン
力説するアメリカ人
考えてみりゃ アメリカ人にすれば 地元産がいいわけよね そりゃ
…OK
サンキュー メンドウーサ♥
しょーがねーなー
チュ
人類皆洗脳されてんだなきっと…

私は基本的に雑食家であって、ベジタリアンではありません。しかし、現在の肉はヤバいということだけは知っておいて損はないでしょう。どこの牛がヤバいというのはいいにくいし、ある意味ではすべてヤバいともいえますが、その中でもアメリカ牛はあらゆる点においてヤバすぎるかもしれません。

抗生物質、ホルモン剤が入っているのは当たり前のことですが、こういうのは序の口といったほうがよいかもしれません。

アメリカ牛の何が問題かというと、一つは肉骨粉です。肉骨粉とは何か、みなさんはご存知でしょうか?

これは死んだ動物をミンチにして粉にしたものであり、病死した牛、豚、犬などの家畜のほかにもサーカスで死んだ象、スカンク、ネズミ、ヘビなど、あらゆる死体が運ばれてきて処理されます。そしてその肉骨粉をエサとして食べているのは牛であり豚であり鳥なんですね。つまり彼らは基本的に共食いをさせられているといってよいかもしれません。

和牛とて例外ではない部分がありますが、そこは日本の畜産のほうがまだましかもしれません。たとえばアメリカ産牛肉のホルモン剤による残留エストロゲン濃度は、和牛に比べて140倍〜600倍も高いというデータがあります。アメリカ産牛肉では5倍の発ガン性があるという報告もあります。

さらにいや〜な話もあります。アメリカでは養鶏のゴミ、要するに養鶏場の床にたまった大量の糞をかき集め、少量の大豆(もちろんGMO)を混ぜ合わせて牛に食べさせているという話です。そうやって育ったありがたいアメリカ牛を、日本では多くのチェーン店が使い、スーパーでも安売りされているわけです。そりゃ安くできますよね。現行の医学研究では焼き肉を週1・5回以上食べると前立腺ガンのリスクが30%増える、精巣ガンも増えるなどの研究が認められています。そりゃこんな肉なんですから当たり前かもしれません。

それでも肉を食べたいのなら…

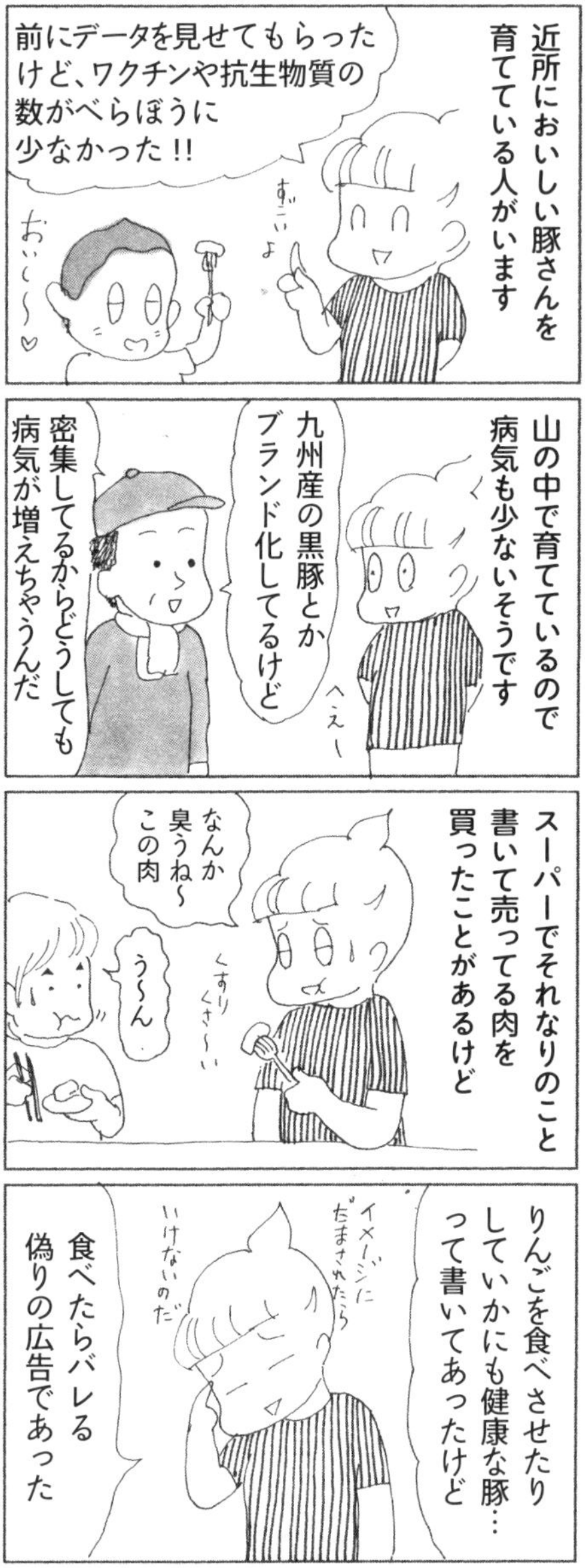

近所においしい豚さんを育てている人がいます
前にデータを見せてもらったけど、ワクチンや抗生物質の数がべらぼうに少なかった!!
すごいよ
おいし〜
山の中で育てているので病気も少ないそうです
九州産の黒豚とかブランド化してるけど
密集してるからどうしても病気が増えちゃうんだ
へぇ〜
スーパーでそれなりのこと書いて売ってる肉を買ったことがあるけど
なんか臭うね〜この肉
う〜ん
くすりくさ〜い
りんごを食べさせたりしていかにも健康な豚…って書いてあったけど
イメージにだまされたらいけないのだ
食べたらバレる偽りの広告であった

市販の肉は健康に有害な可能性が大です。なぜなら肉が持つ酸化作用だけでなく、ホルモン剤や抗生物質がてんこ盛りで入っているからです。このようなものを投与する目的は利益追求です。肉の重量が増えるため、わずかな追加費用で数%の利益アップになります。

「食肉によって、ホルモン性のガンのリスクが高くなり、1975年以降漸増《ぜんぞう》している。乳ガンは25%、前立腺ガンは60%、精巣ガンは60%増加した」とガン予防の権威であるエプスティーン博士は言います。

1986年に「人間の食品安全と動物用医薬品の規制」という報告書があり、これはアメリカ下院の政府運営委員会で全会一致で承認されています。報告書は「FDAは、消費者を守る責任を一貫して無視し、畜産業の利益を繰り返し推進し、肉・牛乳・鶏肉の消費者の健康と安全を危険にさらした」と結んでいます。エプスティーン博士は言います。

「圧倒的な科学的証拠があるにもかかわらず、アメリカ国民はいまだに極端に危険な食品を飲食している。全世界がアメリカの食品は買わないと警告しているのに。まるで不思議の国のアリスである。われわれは世界でもっとも偉大な民主主義の国だと信じながらも、知能犯罪を許している。業界の知能犯罪、利益を求める知能犯罪である。許しているというよりも、そもそも疑問も反対意見も提示していない。ということは、暗黙の内に政府を信用するアメリカ国民のほうに問題がある。必要に迫られて食品を買うときは、知識に基づいた選択をすべきである。健康を維持したいならばである。たとえば、殺菌牛乳（特にｒＢＧＨを含むミルク）は全面的に避けること、通常の方法で育てられたアメリカの肉は全面的に避けることである」

もし肉を食べたい場合は、合成飼料ではなく牧草を食べている肉を選びましょう。ネットで「グラスフェッドビーフ」などで検索すれば出てくるでしょう。また獣肉（野生の鹿やイノシシの肉）を見直すのも大切なことだと思います。そしてもっとも大事なことはそれらを感謝して食べることであり、私たちの体も死んだら植物に捧げるという考え方ではないでしょうか？

海外から輸入される、農薬たっぷりの果物たち

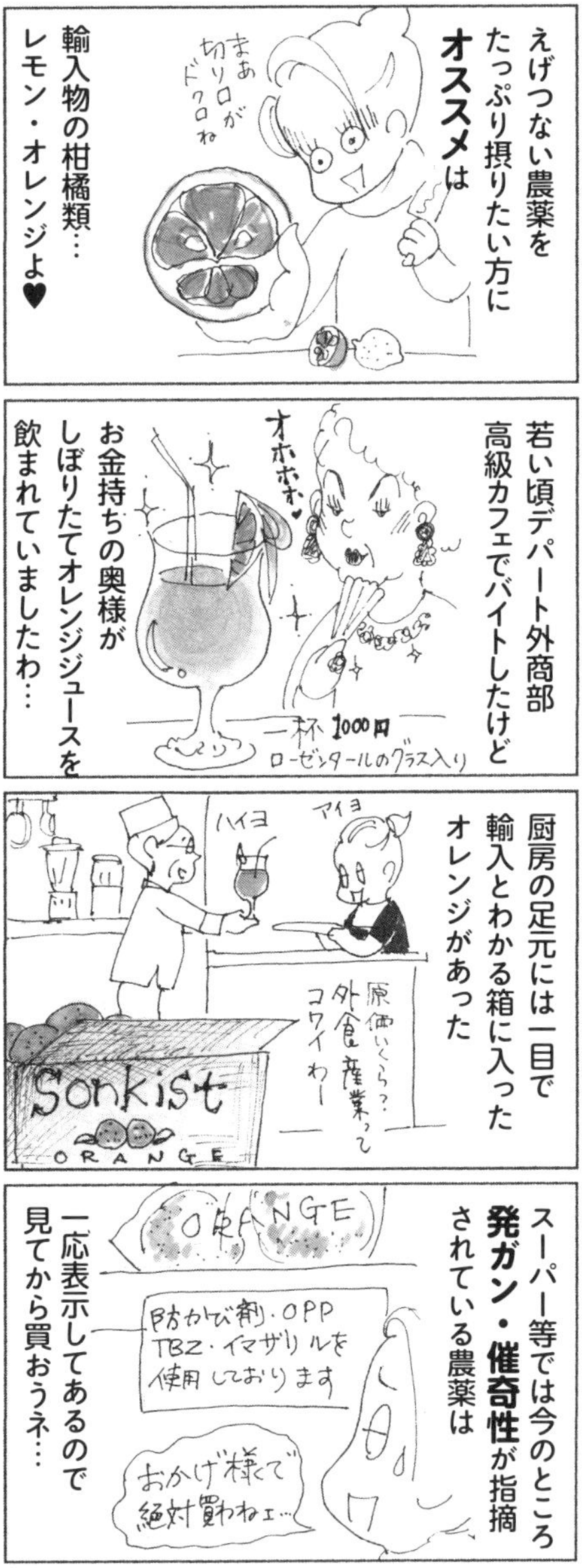
えげつない農薬を
たっぷり摂りたい方に
オススメは
まあ 切り口が ドクロね
輸入物の柑橘類…
レモン・オレンジよ♥
若い頃デパート外商部
高級カフェでバイトしたけど
オホホホ♥
お金持ちの奥様が
しぼりたてオレンジジュースを
飲まれていましたわ…
一杯1000円
ローゼンタールのグラス入り
厨房の足元には一目で
輸入とわかる箱に入った
オレンジがあった
アイヨ
ハイヨ
原価いくら？
外食産業って
コワイわー
Sonkist
ORANGE
スーパー等では今のところ
発ガン・**催奇性**が指摘
されている農薬は
ORANGE
防かび剤・OPP
TBZ・イマザリルを
使用しております
一応表示してあるので
見てから買おうネ…
おかげ様で
絶対買わねェ…

日本でも昔は、温暖な地域で国内に十分供給できるだけのレモンが栽培されていたそうです。

しかし、外国産レモンは見栄えが良く、なにより安いため、国産レモンは売れずに栽培を断念した経緯があります。そもそも、そこまでしてレモンを食べる必要があるのかどうかから、日本人は考えないといけません。

輸入物柑橘類には、ＯＰＰ（防カビ剤）、ＴＢＺ（防カビ剤）、イマザリル（有機塩素系農薬の殺

菌剤）の３点がワックスに混ぜられ付着していることが多いとされています。またこれらは表皮だけでなく果肉にも当然浸透しています。

●ＯＰＰ……発ガン性があり、環境ホルモンでありアレルギー性もある。「抗菌」などと謳った商品に使われている可能性が大きい。１９６９年に登録が取り消されるまでは殺菌剤や農薬として使われていたが、現在日本では添加物として許可されている。

●ＴＢＺ……発ガン性、催奇形性があるが１９７２年に登録され工業用防カビ殺菌剤として塗料に添加されたり木材の腐敗防止などに使われていた。きのこ栽培にも使われている可能性が大きい。ちなみにＴＢＺは柑橘類とともにバナナにも認められている。

●イマザリル……アメリカでは男性用経口避妊薬として売られている。マウスに投与すると内反足《ないはんそく》・内反手《ないはんしゅ》の出産率が高まったという。ダイオキシンや環境ホルモンの可能性もある。もともと食品に使うことは禁じられていたが、米国産レモンから検出され認可しないとレモンを輸入できなくなるため１９９２年に急いで認可。ＯＰＰが検出された際は海に捨てる（１９７５年）など大胆なことをしている割にはイマザリルがレモンに残留していたときにはすぐに添加物として許可し輸入した。

なぜ農薬たっぷりの海外フルーツがわざわざ日本に輸入され、多くの人が外国のフルーツを食べたいと思うようになったのか？　それこそが洗脳であり刷り込みです。日本人が外見だけ良いフルーツにカネを出すのをほくそえんでいる人たちがいることに気づければいいのですが。

玄米は健康か、不健康か

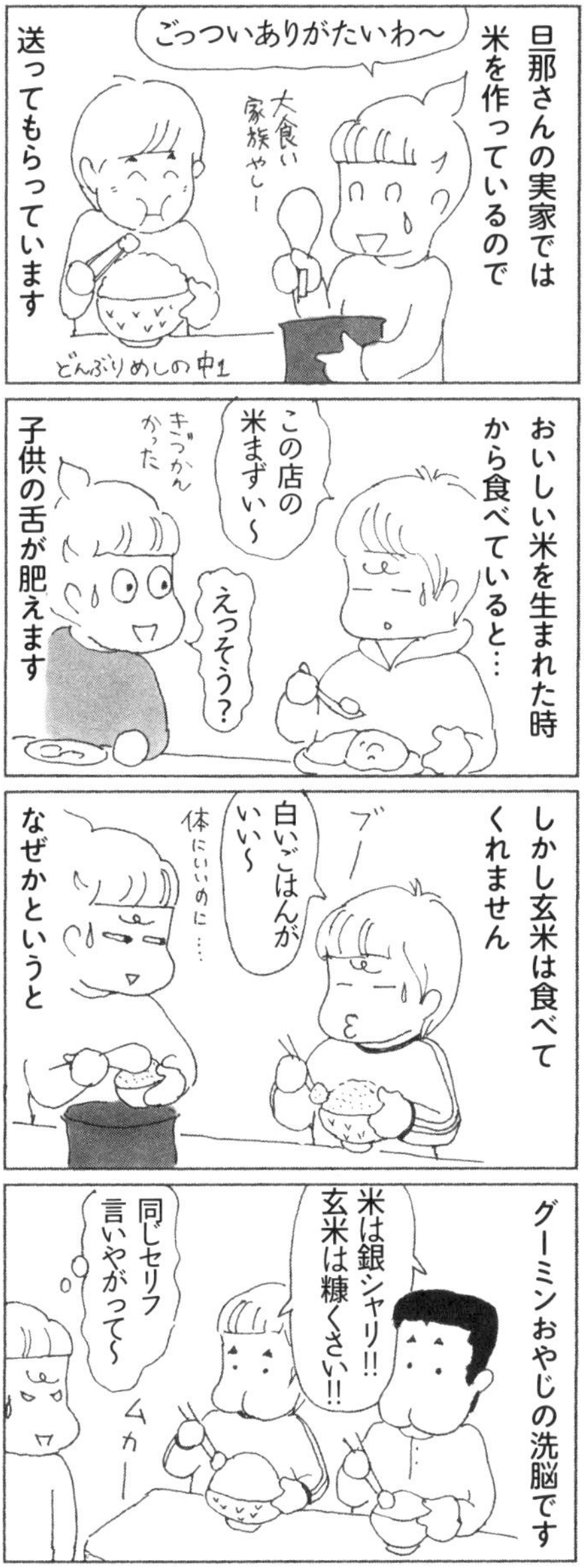
旦那さんの実家では
米を作っているので
ごっついありがたいわ〜
大食い家族やし—
送ってもらっています
どんぶりめしの中1
おいしい米を生まれた時
から食べていると…
この店の米まずい〜
きづかんかった
えっそう?
子供の舌が肥えます
しかし玄米は食べて
くれません
ブー
白いごはんがいい〜
体にいいのに……
なぜかというと
グーミンおやじの洗脳です
米は銀シャリ!!
玄米は糠くさい!!
同じセリフ言いやがって〜
ムカー

「玄米は健康に良いのか、悪いのか」この議論はよく行なわれていますが、ばかばかしい限りです。まず玄米批判に関してはいくつかの論点があります。一つはフィチン酸、一つは農薬、一つは栄養というテーマです。順に説明していきます。

①フィチン酸。玄米の胚芽や表皮にはフィチン酸という物質が含まれていて、キレート作用（金属イオンを結合する作用）により体内のミネラルを結合して排泄してしまうという説が

あります。しかし、この「フィチン酸によるミネラル欠乏説」はずいぶん古いものであり、最近の研究ではフィチン酸が糠《ぬか》などに閉じ込められた状態では、ミネラルを奪う作用を示さないことがわかってきたそうです。私自身はこうした玄米の生物毒に関しては、あまり恐れる必要はないと思っています。

②農薬。古代の玄米は農薬など散布されていませんでしたが、現代の米には農薬が含まれやすくなっています。これは当然指摘されるべきで、この点をクリアしなければ玄米がいいと一概にはいえなくなることは確かです。

③栄養。玄米自体に多くの栄養素が含まれているという事実に間違いはありません。それに引き替え白米は「粕《かす》」という言葉のとおり多くの栄養素が欠乏しています。また、玄米と白米とでは、GI値（炭水化物が消化され糖に変化する速さを表す値）が違っています。第2章で説明したとおり、急激に糖が吸収されると体に良くないわけで、GI値の低い玄米が体に良いという理由でもあります。

以上の3点を考慮したうえで、私は玄米には健康食として重要な意味があると考えます。ただ、最低限、農薬の問題はクリアしなければなりませんし、炊き方についてもよく学び、副食との関係も理解しなければなりません。放射能防御に玄米が有効だとされたのも、味噌汁やごま塩との相乗効果であったわけです。これらを踏まえて、玄米食はようやく現代食へのアンチテーゼとなりえるのです。

単純ではない、水道水とミネラルウォーターの話

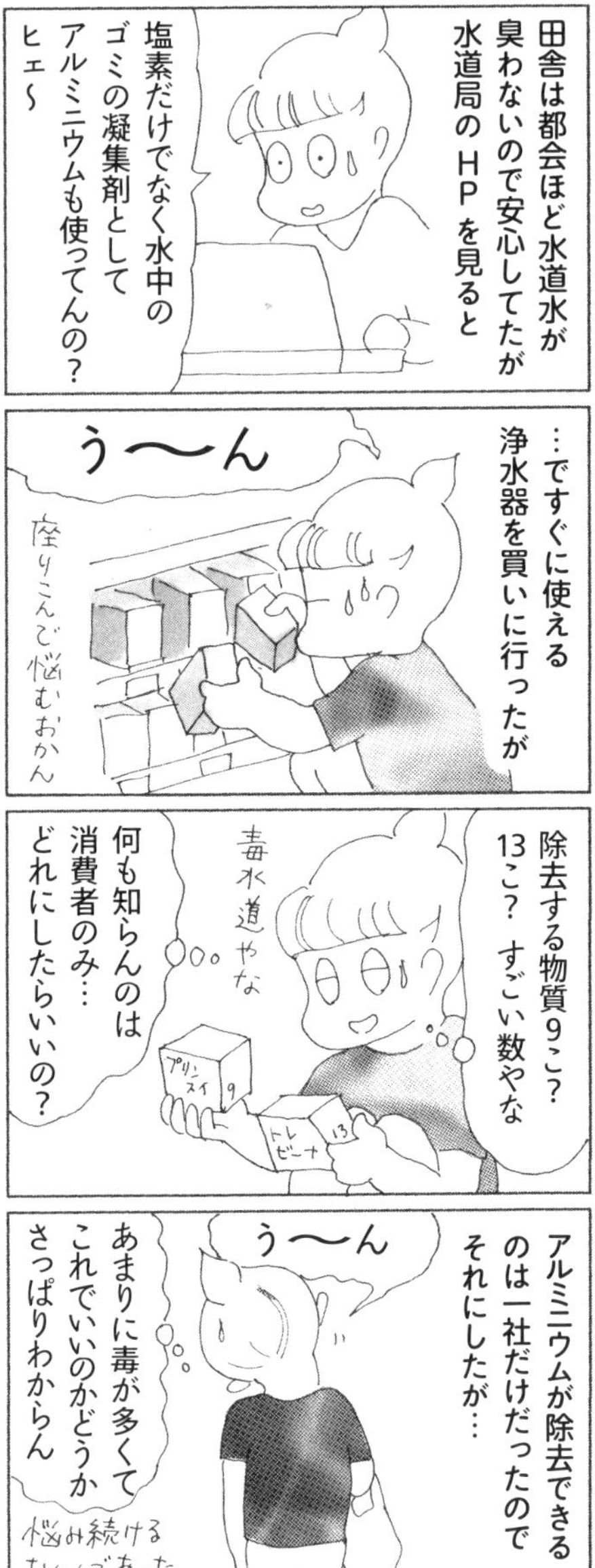
田舎は都会ほど水道水が
臭わないので安心してたが
水道局のＨＰを見ると
塩素だけでなく水中の
ゴミの凝集剤として
アルミニウムも使ってんの？
ヒェ～
…ですぐに使える
浄水器を買いに行ったが
うーん
座りこんで悩むおかん
除去する物質9こ？
13こ？ すごい数やな
毒水道やな
何も知らんのは
消費者のみ…
どれにしたらいいの？
プリンスイ 9
トレビーナ 13
アルミニウムが除去できる
のは一社だけだったので
それにしたが…
うーん
あまりに毒が多くて
これでいいのかどうか
さっぱりわからん
悩み続ける
おかんであった

「水」における発ガン性物質としてはトリハロメタンが有名ですが、水質基準によって一応は規制されています。また、水中の有害物質としてヒ素が話題になることもありますが、こちらも規制がされています。

その一方、たとえばミネラルウォーターのヒ素含有基準は、水道水に比べて5倍緩い基準となっています。また基準が緩いだけでなく、横浜市の調査で、国内で売られているミネラルウ

ォーターの一部で、ホルムアルデヒドやアセトアルデヒド（いずれも発ガン性あり）が水道水の80倍の濃度で検出されたという記事もありました（「毎日新聞」２００３年4月20日）。

さらに、一部のミネラルウォーターから乳幼児の生育に影響を与える硝酸性窒素が検出されています。水道水だから危険、ミネラルウォーターだから安全というような単純な話でもないのです。

ただ、やはり水道水は塩素の問題だけでなく、人体に有害なミネラルが含まれているので、人々はよく調べたうえで飲用するか決める必要があるでしょう。

水道水に含まれる有害ミネラルや放射能が気になるのであれば、水道に浄水器をつけるのがもっともコストパフォーマンスに優れたやり方でしょう。ただ、理屈だけでいえば水道水や湧水を中心に、浄水器などつけなくても飲める水であればもっとよいことです。また、そもそも完全に無菌でミネラルなども除去されてしまったような浄水は、真の意味で体にいいのかについても考える必要があります。

「あれが安全、これは安全じゃない」などと日本人は言いますが、この世界に完全に安全なものなんて存在しないのです。重要なのはその背景を知ることであり、社会全体を変えることであり、毒物を完全に除去するのが難しいのなら毒を出せる体を作っていくことです。

水は生命を維持するうえでもっとも重要な物質であり、とくに興味を持っていただきたいと思います。

ペットボトルから浸出する化学物質

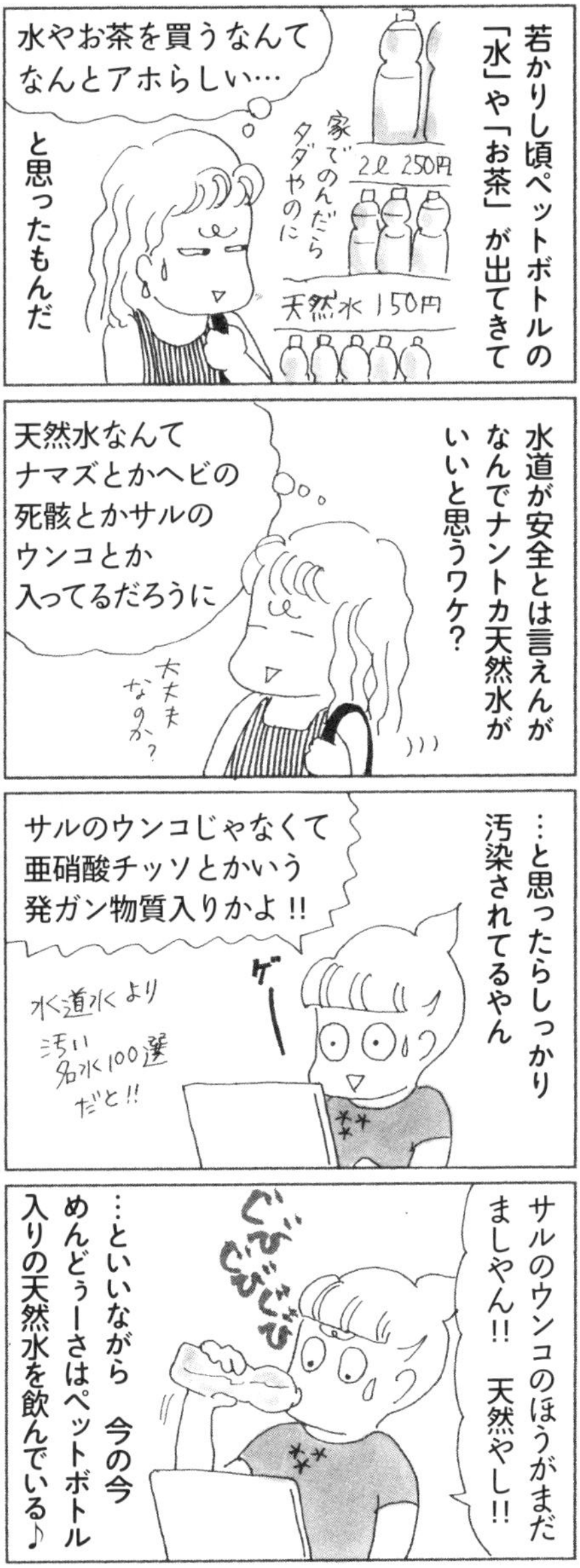
若かりし頃ペットボトルの「水」や「お茶」が出てきて
水やお茶を買うなんてなんとアホらしい…
と思ったもんだ
2ℓ 250円
家でのんだらタダやのに
天然水 150円
水道が安全とは言えんがなんでナントカ天然水がいいと思うワケ?
天然水なんてナマズとかヘビの死骸とかサルのウンコとか入ってるだろうに
大丈夫なのか?
…と思ったらしっかり汚染されてるやん
サルのウンコじゃなくて亜硝酸チッソとかいう発ガン物質入りかよ!!
ゲー
水道水より汚い名水100選だと!!
サルのウンコのほうがまだましやん!! 天然やし!!
…といいながら 今の今めんどぅーさはペットボトル入りの天然水を飲んでいる♪

「ミネラルウォーター＝安全」という考え方には疑義を呈しましたが、さらにアメリカのジョセフ・マーコラ医師は次のように述べています。

「ミネラルウォーターは、環境を破壊する。毎日、アメリカで6700万本もの水のボトルが廃棄されている。また、アメリカにおいてボトルウォーターの約40％は、水道水と変わらない。

ということは、避けているつもりだった水道水の化学物質に加え、ボトルのプラスチックに由来する化学物質まで摂取してしまっている可能性がある」

プラスチックでできたペットボトルに水を詰めるため、水に化学物質が溶け出してしまうというのです。マーコラ医師曰く、水の容器に最適なのはガラスだそうです。

「店で買ったボトルウォーターをそのまま飲んでも深刻な健康リスクがあるが、炎天下、車や自転車のホルダーに放置した場合は、より化学物質の曝露量が多くなる。太陽からの紫外線や高温により、前述した化学物質の水への浸出は加速する。炎天下にボトルウォーターを放置した場合、ダイオキシンという有毒物質が水に溶け出す。ダイオキシンは、乳ガンの発生に大きく関与している」

以上がマーコラ医師の記事の概要ですが、これには私も同意します。あなたがもしアレルギー持ちだとして、あなたが悩まされている症状が、ボトルウォーターに含まれる微量の薬品に対する反応でないと言い切れるでしょうか？

そもそも、水を商品化し、プラスチックのボトルに入れて輸送することで、多くの燃料や人的資源を消費しているのです。真の意味で安全な社会を目指すというのであれば、このように無駄が多いうえに実は安全ですらないミネラルウォーターに頼ることはいいことでしょうか？

だれかがやってくれるのを待つのではなく、私たち自身で完全ではなくても安全な水が確保できるよう、水道、湧水などの両方から日本という土地を変えていかなくてはならないのではないでしょうか？

第7章 野放し電磁波は何をもたらすのか

隠された、ケータイの発ガン性

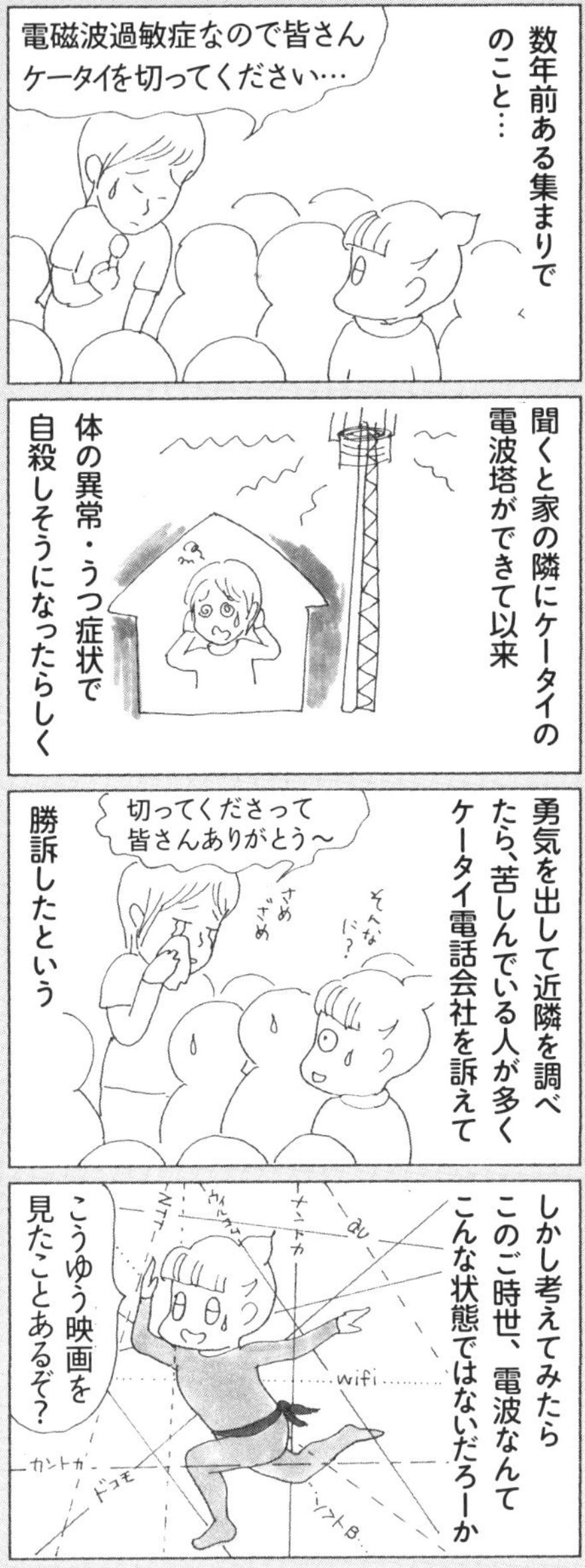
数年前ある集まりでのこと…
電磁波過敏症なので皆さんケータイを切ってください…
聞くと家の隣にケータイの電波塔ができて以来
体の異常・うつ症状で自殺しそうになったらしく
勇気を出して近隣を調べたら、苦しんでいる人が多くケータイ電話会社を訴えて
勝訴したという
切ってくださって皆さんありがとう～
さめざめ
そんなに?
しかし考えてみたらこのご時世、電波なんてこんな状態ではないだろーか
こうゆう映画を見たことあるぞ?
NTT
au
wifi
カントカ
ドコモ
ソフトB

ケータイ電話の電磁波問題については巷間さまざまなことがいわれていますが、それでもそれを心配する人はわずかのようです。当然ながらケータイ電話業界に大きな利権があるだけでなく、日本人は目先のことしか興味のない人々だからです。

トニー・アイザクス（市民ジャーナリスト）が、ケータイ電話の問題について記事を書いてい

て、その邦訳がネットに掲載されていますので要約してみましょう。

携帯電話の発ガン性リスクについてのWHO（世界保健機関）による研究は4年以上遅らされてきましたが、それに加え研究参加者には報道管制（箝口令《かんこうれい》）が敷かれていました。最後にはずっと伝えられてきた携帯電話の危険性を示す証拠を発表するのではなく、携帯電話が危険という証拠はないと発表されました。もちろんこれは研究内容と矛盾するだけでなく、一部の研究参加者の意見とも矛盾しているのです。

実際のところ、インターホン・スタディ（IARC＝国際ガン研究機関を中心とした13カ国による国際共同研究）は、長期使用によってグリオーマ（もっとも一般的な脳腫瘍）の発生率が40％増えることを発見していましたが、「データの偏りと誤差の可能性がある」としてこの危険性を否定しました。インターホン・スタディの8件の研究の内6件で、グリオーマのリスクが増加することが判明しており、その一つの研究では39％の増加が判明しているにもかかわらずです。

イスラエルの調査では、携帯電話のヘビーユーザーは耳下腺・唾液腺の腫瘍を患う可能性が約50％高いことを明らかにしています。

ケータイは控えめに使うようにしたほうがよさそうです。私もケータイは使いますが、子どもに持たせないようにすることだけは決めています。使うのであれば、大人になってからこういうことを理解したうえで、自分の判断で持つべきなのです。

旧ソ連では国家レベルで禁止された電子レンジ

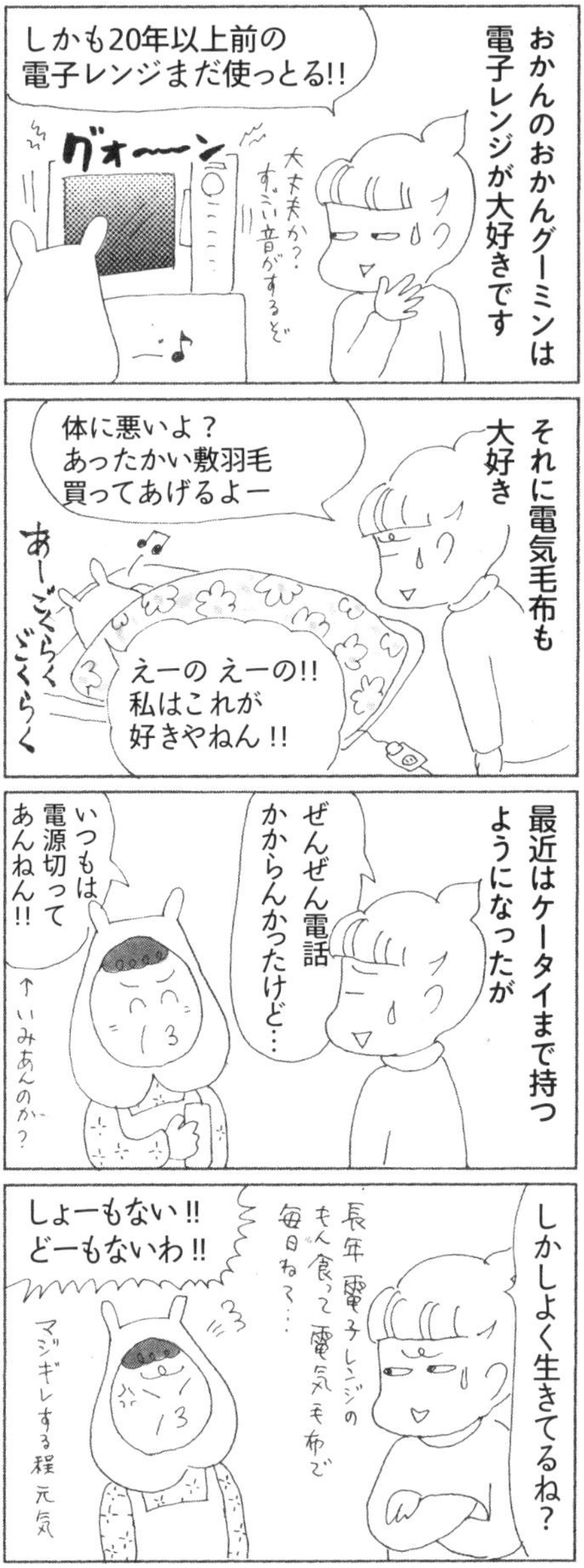
おかんのおかんグーミンは電子レンジが大好きです
しかも20年以上前の電子レンジまだ使っとる!!
グォ～～ン
大丈夫か？すごい音がするど
それに電気毛布も大好き
体に悪いよ？あったかい敷羽毛買ってあげるよー
あ～ごくらくごくらく
えーの えーの!! 私はこれが好きやねん!!
最近はケータイまで持つようになったが
ぜんぜん電話かからんかったけど…
いつもは電源切ってあんねん!!
↑いみあんのか？
しかしよく生きてるね？
しょーもない!! どーもないわ!!
長年電子レンジのもん食って電気毛布で毎日ねて…
マジギレする程元気

「電子レンジ」は、安全に素早く食材を温めることができる便利な調理器具として、現在ではほぼすべての世帯に普及しています。電子レンジで調理することを前提とした加工食品も、今ではすぐ手に入ります。この便利さの代償に、一方で人体への有害性については情報が遮断され、事実が伝わることはほとんどありません。

健康を害するものをメーカーや国が承認するはずがないと思う方も多いかもしれませんが、

健康被害をもたらすことがわかっている商品やクスリでさえ野放しなのが現代社会であることはこれまで述べてきたとおりです。

電子レンジは電磁波を発生する調理器具で、このとき、食品は急激なエネルギーを与えられ、発ガン性の活性酸素（フリーラジカル）が増大したり、体内で代謝できない物質に変性するなど、目に見えない恐ろしい変化が起こっていることが、多くの研究者から報告されています。

1976年、旧ソビエトなどでは、電子レンジの使用を国家レベルで禁止したほどです。

電子レンジの危険性を簡単に述べれば、

①発ガン作用、②食べ物の栄養の破壊、③被曝による生物学上の影響

になるでしょう。

多くの研究が、さまざまな食べ物において、ビタミン群、ミネラル、タンパク質が破壊されることを証明しています。また、神経系やリンパ系にも電磁波の悪影響が及ぶとされています。

電子レンジの研究ではペレストロイカ以前のソビエトに見るべきものがありますが、それはこうした調査が資本主義に移行する以前に行なわれたものであり、さまざまな企業の利権構造を維持することより、国力を重視していたためであると考えられます。冷戦時ですから電子レンジによってソビエトの人たちが弱ると困る、と考えられたのかもしれません。

食事は食べ切ってしまえば電子レンジを使う必要はありませんし、もし余りものを冷蔵したとしてもそのまま食べてしまえばいいのです（私はよくそうしています）。

どーしても食品を温めたい人へ

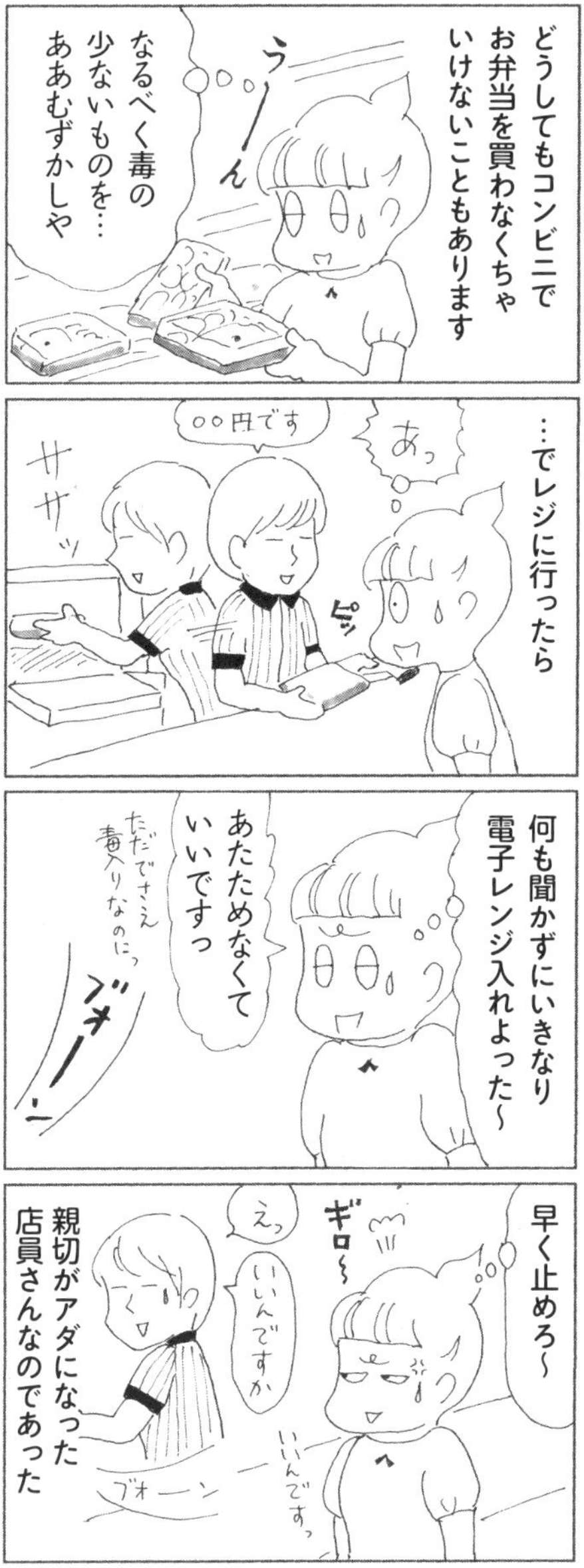
どうしてもコンビニで
お弁当を買わなくちゃ
いけないこともあります
う〜ん
なるべく毒の
少ないものを…
ああむずかしや
…でレジに行ったら
あっ
○○円です
ピッ
ササッ
何も聞かずにいきなり
電子レンジ入れよった〜
あたためなくて
いいですっ
ただでさえ毒入りなのにっ
ブオー
早く止めろ〜
ギロ〜
えっ
いいんですか
いいんですっ
ブォーン
親切がアダになった
店員さんなのであった

電子レンジを使用することによるリスクはほかにもまだあります。

電子レンジによって熱せられることで、商品パッケージ（プラスチック容器等）からの有害物質の溶出も心配です。高温でプラスチックがよく溶けることは言うまでもなく、その中には内分泌かく乱物質（環境ホルモン）をはじめ、発ガン性物質などが含まれることが考えられます。

また電磁波の発ガン性については、電磁波問題の世界的権威ロバート・ベッカー博士（ニューヨーク州立大学）が電気器具から出る電磁波の「安全基準」は1ミリガウスとし、電磁波の悪影響を受けるのは「成長中の細胞」であると結論づけています。「国立環境研究所」では、4ミリガウス以上の場所で暮らす子どもは、白血病4・7倍、脳腫瘍10・6倍の罹患率と報告しています。ちなみに電子レンジの電磁波は機種にもよりますが、30〜200ミリガウス程度とされ、IH調理器では、1000ミリガウスを超える例も報告されています。

乳児用ミルクを電子レンジで加熱すると、ミルク内のアミノ酸は変化して意味をなさない物質に変わってしまうだけでなく、超振動で加熱されることで、顕微鏡で見ると食品自体がボロボロになっていて神経や腎臓にとっての毒物に変化します。母乳で育児されない乳児が数多くいることだけでも十分に良くないことなのに、そのうえ人工乳を電子レンジにかけて毒性をより強めて乳児に与えているのは、ある意味虐待であるといえるかもしれません。

電子レンジの研究で有名なヘルテル博士は電子レンジによって熱せられた食べ物の栄養素が血液と人体の生理に及ぼす影響についてこう述べています。

「電子レンジは退行的な力を電子レンジで調理された食べ物に作用させる」「電子レンジは調理された食べ物の栄養素を変え、その変化はその料理を食べた人の血液を通じて人体の退行を促す」

そもそも食品を無理に温める必要などないわけですが、どうしても温かいものがよいのなら、火にかけるかオーブントースターなどを使ってはどうでしょう。

ＩＨクッキングヒーターの電磁波はもっとも危ない

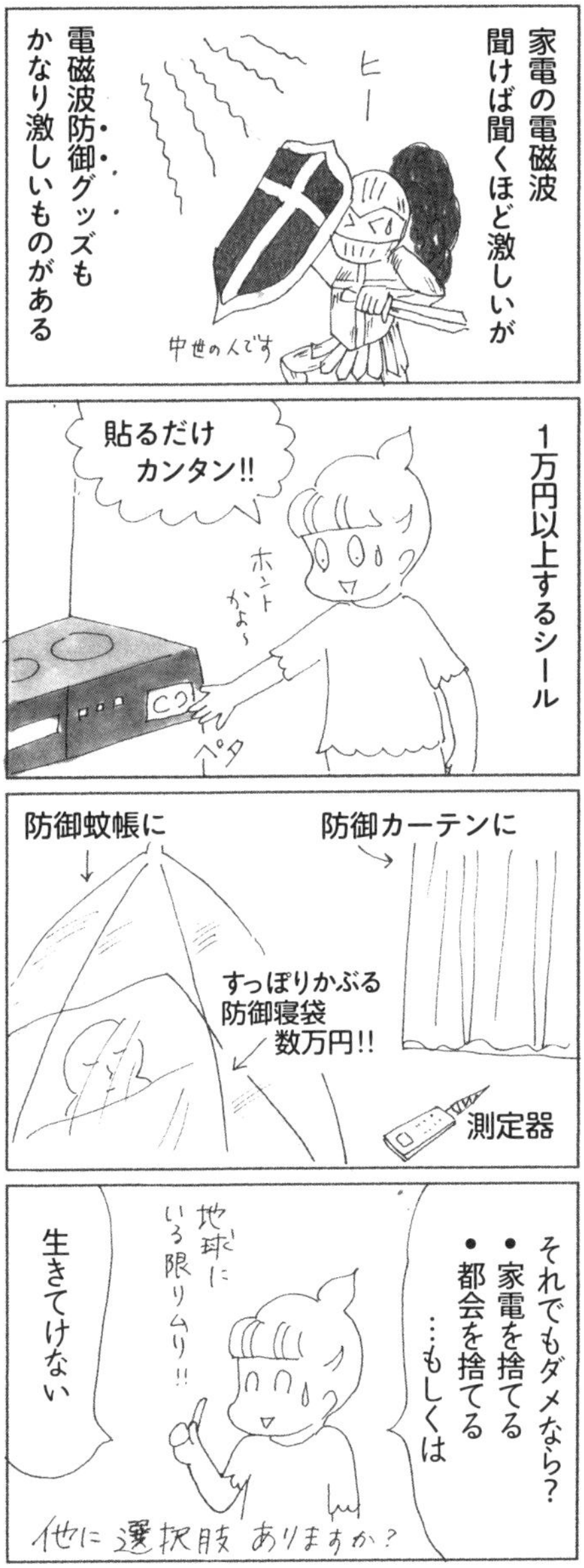
家電の電磁波
聞けば聞くほど激しいが
電磁波防御グッズも
かなり激しいものがある
ヒー
中世の人です
1万円以上するシール
貼るだけ
カンタン!!
ホントかよ〜
ペタ
防御蚊帳に
防御カーテンに
すっぽりかぶる
防御寝袋
数万円!!
測定器
それでもダメなら?
・家電を捨てる
・都会を捨てる
…もしくは
地球にいる限りムリ!!
生きてけない
他に選択肢ありますか?

電子レンジ同様、ＩＨクッキングヒーターにも危険性が指摘されていますが、実際のところはどうなのでしょうか？　パソコンやテレビ、冷蔵庫、エアコンに至るまで、あらゆる電気機器からは必然的に電磁波が生じます。ただ、それらとＩＨクッキングヒーターとが本質的に違うのは、ＩＨはあえて電磁波を作り出しそれを調理に使うということと、調理しているあいだずっと間近で電磁波を浴び続けるということです。

ここでは電磁波の危険性について指摘している荻野晃也氏の主張から要約しましょう。

●体内ホルモンのメラトニンを減少させる。
●ガンや白血病やアルツハイマーのリスクが高まる可能性。
●諸外国は各家電製品の電磁波の数値を記載している。
●電磁波を安全と言っている学者ですら、妊婦はＩＨを控えたほうが賢明としている。
●日本は官僚や企業が電磁波問題が表面化することの封じ込めを先導して行なっている。

ほかにも荻野氏は、日本の疫学研究がメーカーの研究費提供により行なわれているという実態や、電力会社が公共企業としての安心感を悪用しオール電化推進キャンペーンを行なったことなどについても指摘していますが、至極真っ当な意見だと私は思います。

実は２００７年に、あのＷＨＯさえも低周波電磁波の人体への影響に関する報告書を発表し、「4ミリガウス以上の電磁波を長時間浴びている子どもの小児白血病の発症リスクが2倍以上になる」との報告を否定できないとし、各国に何らかの対応を取るように勧告を出しています。

これを受けてスウェーデンでは2～3ミリガウスを目安に小学校・幼稚園近辺の鉄塔の撤去や移転、住宅密集地近くの送電線の撤去などを地域の中で行なっているそうです。アメリカも州ごとに磁界の規制があり、イギリスは電磁波対策の一環として16歳未満の子どもの携帯電話の使用を控えるように勧告、イタリアは幼稚園・小学校などで2ミリガウスに規制されているそうです。対策を取ったり規制を強化していないのは、先進国では日本くらいかもしれません。

第8章 だからあなたは健康になれない

「フッ素は安全」って言っているのは誰？

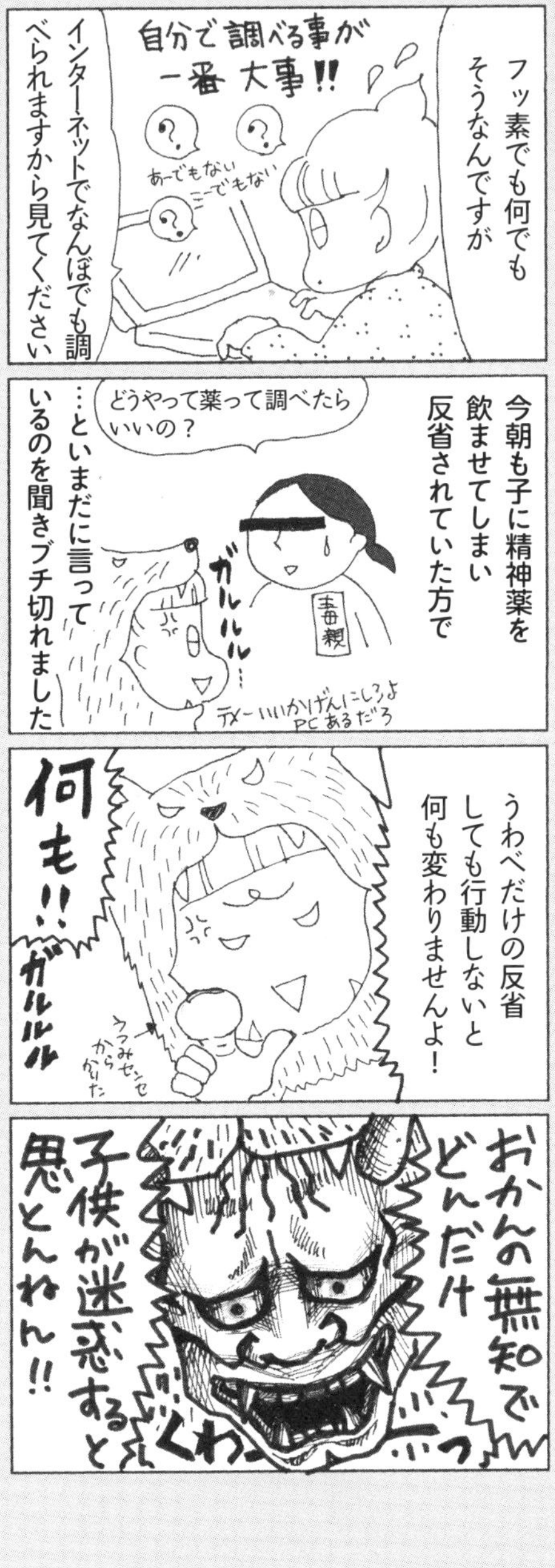
フッ素でも何でも
そうなんですが
自分で調べる事が一番大事!!
あーでもない こーでもない
インターネットでなんぼでも調べられますから見てください
今朝も子に精神薬を飲ませてしまい反省されていた方で
どうやって薬って調べたらいいの？
毒親
ガルルル…
テメーいいかげんにしろよ PCあるだろ
…といまだに言っているのを聞きブチ切れました
うわべだけの反省しても行動しないと何も変わりませんよ！
何も!!
ガルルル
うつみセンセから借りた
おかんの無知でどんだけ子供が迷惑すると思とんねん!!
くわーっ

フッ素というのは強力な猛毒であることが昔から指摘されてきましたが、現代人はそんなことにも興味がないようです。フッ素やフッ化物には脳の松果体《しょうかたい》を石灰化させる作用があることが指摘されており、酵素阻害作用により神経毒として作用し、歯のフッ素症を増やすなどさまざまな毒性があります。厚生労働省も猛毒として認めている物質なのです。

まず、私たちにできることは、フッ素を体の中に入れないことです。これは、日々の生活の中で、意識するしかありません。買い物をするときに、商品裏面にある成分表示を確認するようにしましょう。現在、フッ素の含有量が高いものは以下のとおりです。

歯磨き粉（フッ素化合物を含むもの）、水道水、乳幼児の食品（ベビーフードの一部）、ジュース（農薬などから果実に吸収されているもの）、炭酸飲料水、お茶、ワイン、ビール、ファストフードのフライドチキン、缶詰の魚、魚介類、フッ素添加された塩、タバコ、麻酔（メチオキシフルレンなどフッ素化合物を含むガス）、農薬（クリオライトなどフッ素化合物を含むもの）、フッ素加工（テフロン）のフライパン、フッ素入りのコーティングスプレー……。

フッ素支持派の筆頭でもあり、広島に投下した原子爆弾を開発した「マンハッタン・プロジェクト」の科学者であるハロルド・ホッジ博士は、予期される核実験反対や訴訟に備え、あらかじめウランやプルトニウムを人体に注射し、その毒性を測る実験を指揮していました。それと同時に核兵器の製造時に大量に使用し、排出されるフッ素ガスの毒性を一般大衆に察知されないようにフッ素の安全性をアピールしておく必要があった、という裏事情はご存知でしたか？

このような事情を隠すために「フッ素は安全なもの」というイメージが一般の人々に浸透させられたのです。重要なことはフッ素についての事実を知り、多くの人に広めることです。知ることからすべてが始まります。

「虫歯予防」のため世界中の水道水に添加されるフッ素

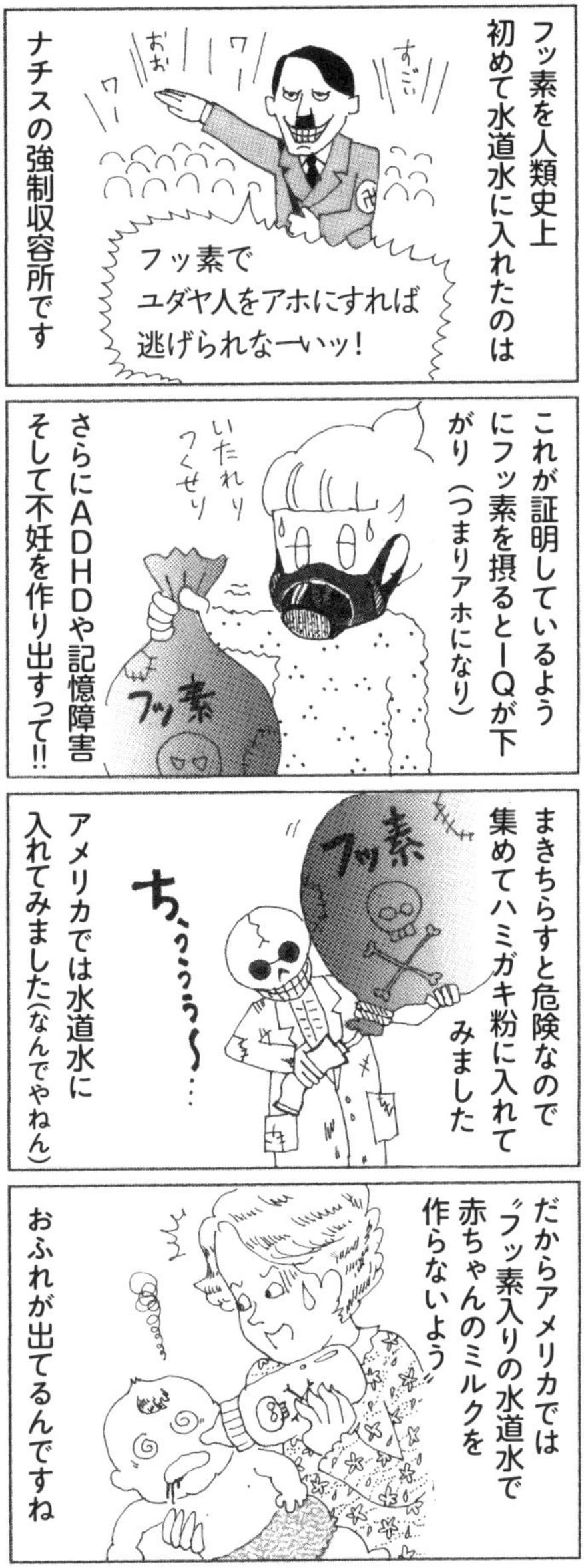

フッ素を人類史上
初めて水道水に入れたのは
ナチスの強制収容所です
フッ素で
ユダヤ人をアホにすれば
逃げられなーいッ！
これが証明しているよう
にフッ素を摂るとIQが下
がり（つまりアホになり）
さらにADHDや記憶障害
そして不妊を作り出すって!!
いたれりつくせり
フッ素
まきちらすと危険なので
集めてハミガキ粉に入れて
みました
アメリカでは水道水に
入れてみました（なんでやねん）
フッ素
ちゅううう〜…
だからアメリカでは
〝フッ素入りの水道水で
赤ちゃんのミルクを
作らないよう〟
おふれが出てるんですね

虫歯予防といえば、「フッ素が有効である」という大嘘を聞いたことがあるでしょう。子どもの虫歯予防のためのフッ素塗布を町の歯医者さんも推奨していますし、たいていの歯磨き粉にもフッ素は入っています。これまで長年にわたり世界中で、虫歯予防のためにフッ素を水道水に添加しようという運動が推進されてきたのをご存知ですか。そのため、現在、世界で約60カ国、4億5000万人ほどの人々がフッ素を添加された水道水を常飲しています。おかげで世界中にさまざまな病気がはびこるようになりました。

ＷＨＯ（世界保健機関）や、すでに導入している各国の歯科医師学会などは、「フッ素は虫歯予防に有効であり、適量であれば人体への深刻な被害などは一切ない」とする立場をとって、今後、さらに広い地域や国々で水道水へのフッ素添加を大規模に展開していこうとしています。しかし、その一方で「フッ素は非常に人体に有害であり、水道水に添加することは許されない」とする反対派の団体や歯科医師・科学者がいます。

19世紀のヨーロッパにおける初期の代表的フッ素研究者の多くが、毒性の強さから、研究中に死亡したり、重症を負ったりしていることが明らかになっています。

１９５０年代、アメリカで水道水へのフッ素化合物添加の是非をめぐる一大論争が科学者の間で起きました。そのとき低濃度（１ppm＝１００万分の１）のフッ素の安全性を訴えたフッ素支持派こそが前述のハロルド・ホッジ博士でした。

また、フッ素を人類史上、初めて水道水に導入したのはナチスであり、強制収容所などでも使用していました。昔の畜産では牛などをおとなしくさせるためにフッ素を飲ませていたのです。ソビエトの強制収容所でも同じことが行なわれました。

日本でも一昔前まではフッ素の入っていない歯磨き粉がたくさんありましたが、現在ではあまり目にしなくなりました。それでも探せば市販されていますし、私もそうしたものを使うようにしています。

産業廃棄物の〝見事〟な有効利用

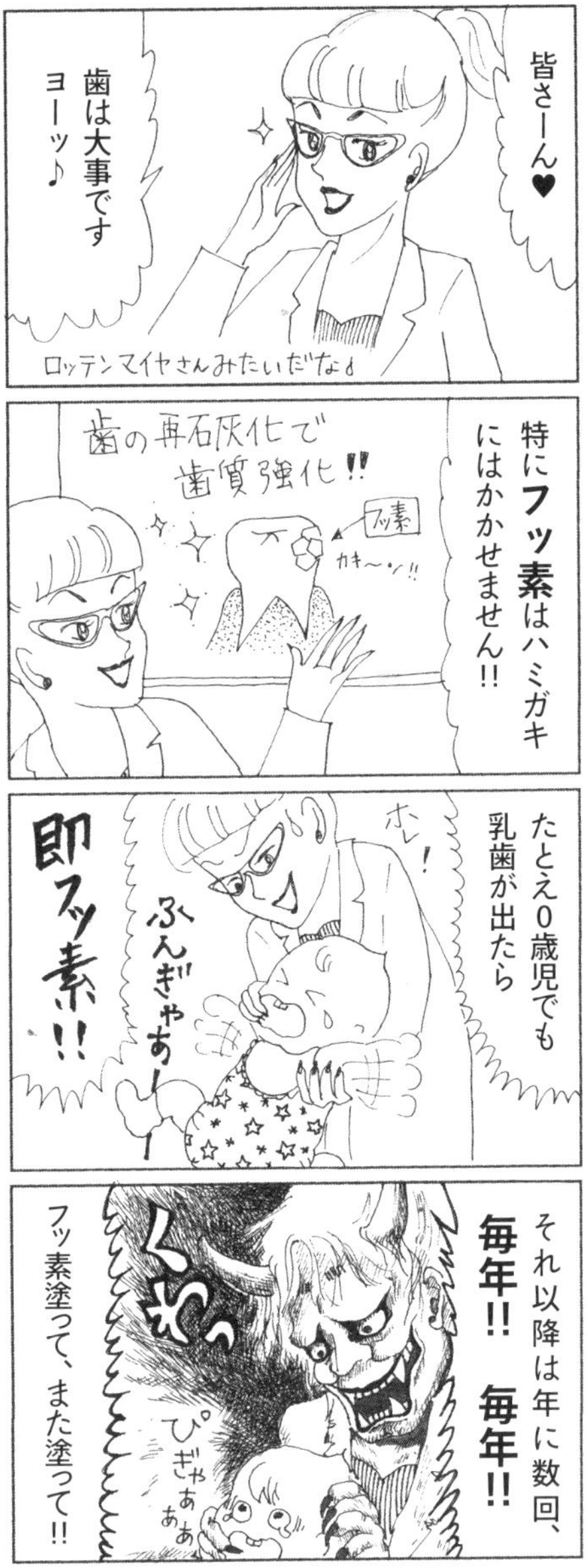
皆さーん♥
歯は大事です ヨーッ♪
ロッテンマイヤさんみたいだな
特にフッ素はハミガキにはかかせません!!
歯の再石灰化で 歯質強化!!
フッ素
カキ～ン!!
たとえ0歳児でも乳歯が出たら
ホレ!
即フッ素!!
ふんぎゃあー
それ以降は年に数回、
毎年!! 毎年!!
フッ素塗って、また塗って!!
くわっ
ぴぎゃあ ああ

鶴田直樹氏のＨＰ「THINKER」より引用させていただきましょう。

そもそもフッ素の有効利用の始まりはアメリカにおけるアルミニウム産業でした。産業廃棄物であるフッ素の毒性と処理に手を焼いていたアルコア社の主任研究者フランシス・フレイリーは、フッ素の歯に与える影響を研究して、メロン産業研究所の研究員ジェラルド・コックスにその有効利用を提案しました。そして、コックスは１９３９年に虫歯予防のために、公用の水道水にフッ素を添加することを提唱します。

メロン産業研究所とは、アルコア社の株主であるアンドリュー・メロンが設立したもので、真の目的は、大企業が起こす大気汚染・土壌汚染などの公害に対して行なわれる訴訟から産業を守るために有利なデータを作成することでした。同社はアスベスト産業を守るために「アスベストは安全である」と長年主張し続けています。

その後、欧米において「宣伝広告の父」との異名を持つ、エドワード・バーネイが「虫歯予防にフッ素」というキャッチフレーズで水道水へのフッ化物添加キャンペーンをテレビ・ラジオ・ポスターなどを用いて全米で大々的に展開しました。そして、「フッ素は安全なもの、体に良いもの」というイメージが一般社会に定着したのです。

1950年代に起こったフッ素支持派と反対派の論争時に、当時フッ素が人体に与える影響を科学的に研究し、その危険性を訴える研究者の意見はすべて弾圧されたうえ、彼らは変人やインチキ科学者のレッテルを貼られ、信用を失墜させられました。そしていまや、フッ素の猛毒性を指摘し反対意見を述べる者は、ほとんどいなくなったという現実があります。

つまりこの一連の流れで行なわれたことは、「愚かな民衆たちにこの陰謀がわかるわけはない」という大金持ちたち（支配者層）の侮《あなど》りであり、「市民は大金持ちの奴隷なので、大金持ちが作った毒は市民の体で処分しなさい」という企《たくら》みでもあります。現在の原発行政もこれとそっくりだと思いませんか？

24時間、水銀を垂れ流す歯の詰め物

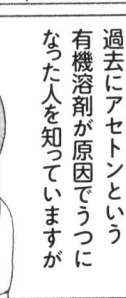

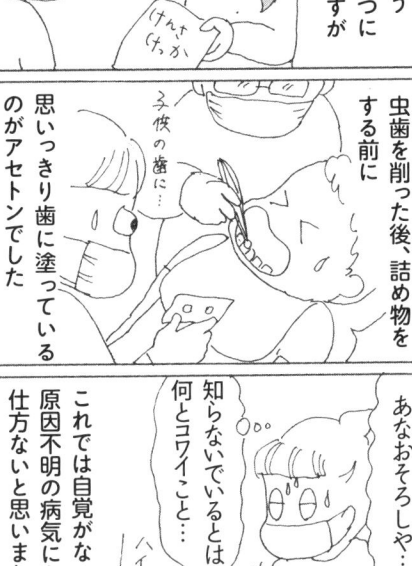

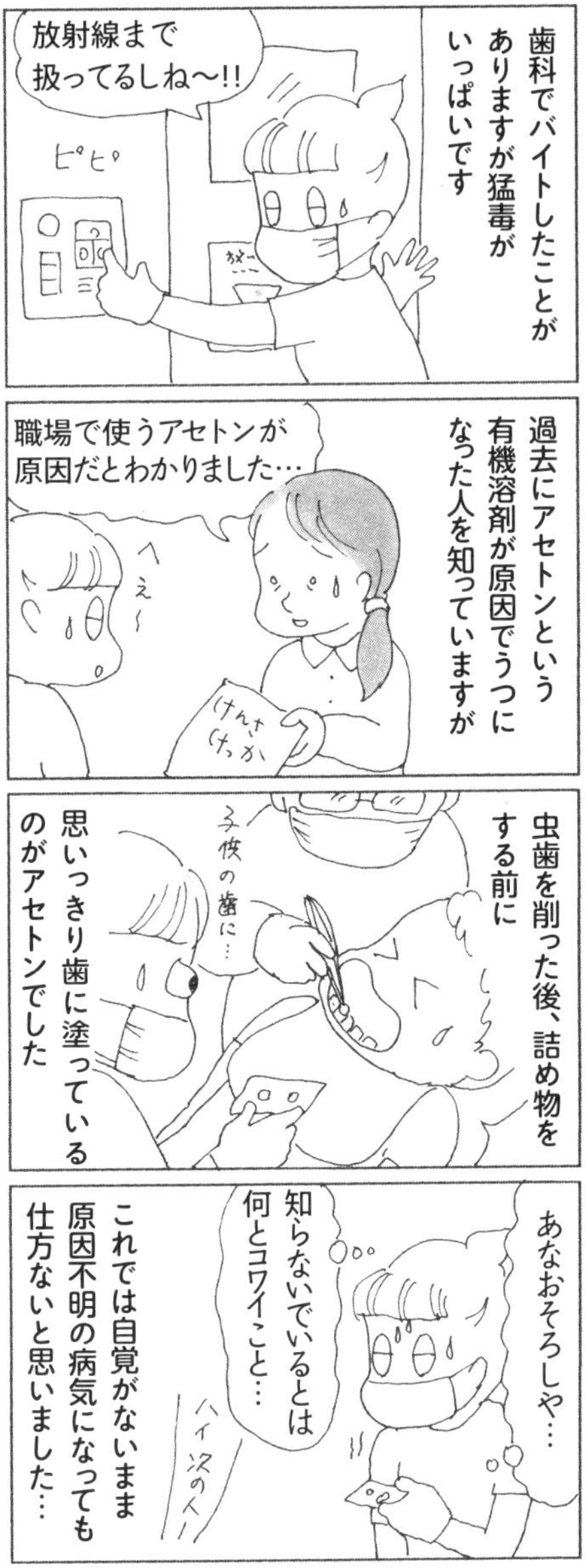

水銀というのは猛毒中の猛毒ですが、ワクチンに入っているだけじゃなくて口の中にも入っています。そのおかげで水銀中毒になっている人が多数存在しています。「銀歯」と呼ばれる歯科用のアマルガムは水銀に加え、銀やスズ、銅、亜鉛などの粉を練って作る合金の詰め物です。成人の80%にはこの歯科用アマルガムが詰められているそうですから、みなさんの口の中にもすでに植えつけられているかもしれません。この水銀アマルガムはずっと世界中で使い続

けられ、もちろん日本でも70年にもわたって患者の口に入れられてきましたが、最近になって欧米の研究者たちが、微量の水銀が蒸気になって口の中で出続けていると発表したのです。

つまり、水銀の詰め物は、歯科の「暗黒時代」の産物であって、歯科に通い続けてくれるための飼い殺し用品にすぎません。医療ジャーナリスト・釣部人裕氏の『口の中に毒がある』（ダイナミックセラーズ出版）などのように、水銀や詰め物の危険性に関しての著書もかなり出てくるようになりました。ただ、まだまだ詰め物を利用している歯科医は多いです。水銀アマルガム充填材は19世紀の原始的な手段といえますが、アメリカではいまだ歯科医師協会も支持しているくらいです。なぜなら彼らは儲けるためには手段を選びませんからね。

こうした詰め物が歯にある限りほとんどの人は不健康になります。『口の中に毒がある』には、精神不安やうつ状態、肩こり、便秘や不定愁訴が、アマルガムの除去によって改善した例がいくつも掲載されています。

２００８年には米国の消費者保護分野で活躍する弁護士チャーリー・ブラウンによる訴訟の和解の際、ＦＤＡ（米国食品医薬品局）は、発達中の子どもや胎児の脳をアマルガムが損傷する可能性があるという厳しい内容の警告を掲示しています。

厚生労働省もこの問題についてなんらの対策を取ろうともしていませんので、われわれができることといえば、まともな歯科医を見つけ出すしかありません。水銀アマルガムの除去には専門的な処置が必要になりますので、それに対応できる歯医者を選んでください。

「小さな成分に大きな危険」ナノ化粧品

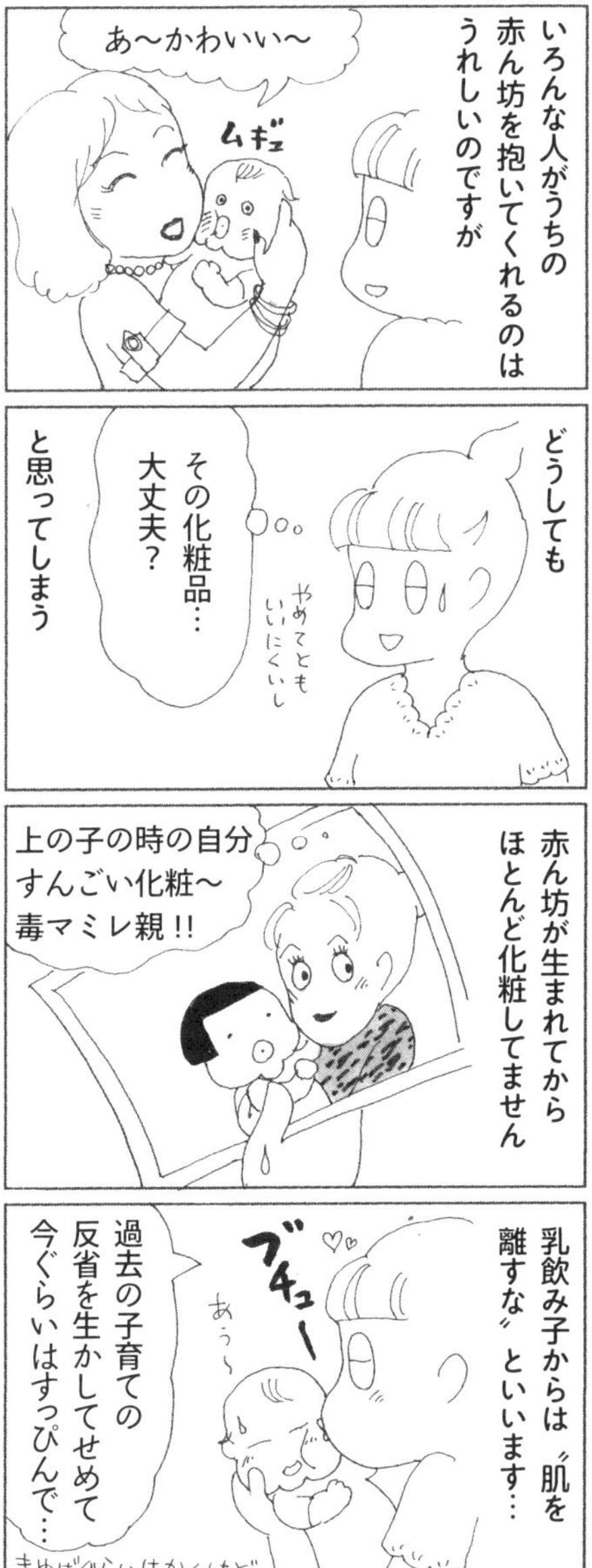
いろんな人がうちの赤ん坊を抱いてくれるのはうれしいのですが
あ〜かわいい〜
ムギュ
どうしても
その化粧品…大丈夫？
やめてともいいにくいし
と思ってしまう
赤ん坊が生まれてからほとんど化粧してません
上の子の時の自分すんごい化粧〜毒マミレ親!!
乳飲み子からは〝肌を離すな〟といいます…
ブチュー
あう〜
過去の子育ての反省を生かしてせめて今ぐらいはすっぴんで…
まゆげぐらいはかくけど

『ガンからの警告』（リヨン社）などの著作があるサミュエル・エプスティーン博士は、ガン予防の分野で評価の高い研究者ですが、彼はナノ化粧品の危険性について警告しています。

「分子量を小さくして肌の深くまで浸透」という売り文句で、ナノ粒子の成分は、多くのブランドの化粧品・薬用化粧品に使用され人気となっています。ところが、ナノ粒子の一部には極めて有害なものがあり、ゆっくりとではあるが確実に「偏在アスベスト」になっていくと博士は言っています。にもかかわらず、商品表示では、こうしたナノ粒子の危険性はまったく警告されず、しわを減らし、皮膚の表面を安定させる効果があるとだけ宣伝されています。ここでもお金儲け優先ですね。

ナノ粒子は、超ミクロのサイズのため、簡単に皮膚を通り抜け、血管に侵入し、全身の血流に乗り、離れた部位で毒性作用を生じます。脳への毒性作用、脳の変性障害、神経損傷などを博士は指摘しています。

２００６年5月、世界約80カ国で活動する草の根ネットワークの「フレンド・オブ・アース」は、「小さな成分に大きな危険~ナノ粒子、日焼け止め、化粧品~」というナノ粒子に関するレポートを発表し、人々の健康を守るためには、これらの危険な商品は市場から排除し、禁止されなければならないと提言しています。

また多くの化粧品には、他にもさまざまな有毒成分が含まれています。たとえば酸化エチレン、ジオキサン、ニトロソアミン、ホルムアルデヒド、アクリルアミドなどの発ガン物質です。

私は女性に化粧するなと言っているわけではありません。科学の進歩を装った非常に危険な化粧品が横行しているということを伝えたいのです。

自然で安全な化粧品を扱う企業はちゃんと存在します。ブランドとか外見とかそんなことばっかりにこだわるのではなく、ちゃんと化粧品の中身を見て、美貌も磨くべきではないでしょうか……男の意見で申し訳ありませんが。

薬からホットケーキまで大活躍のアルミニウム

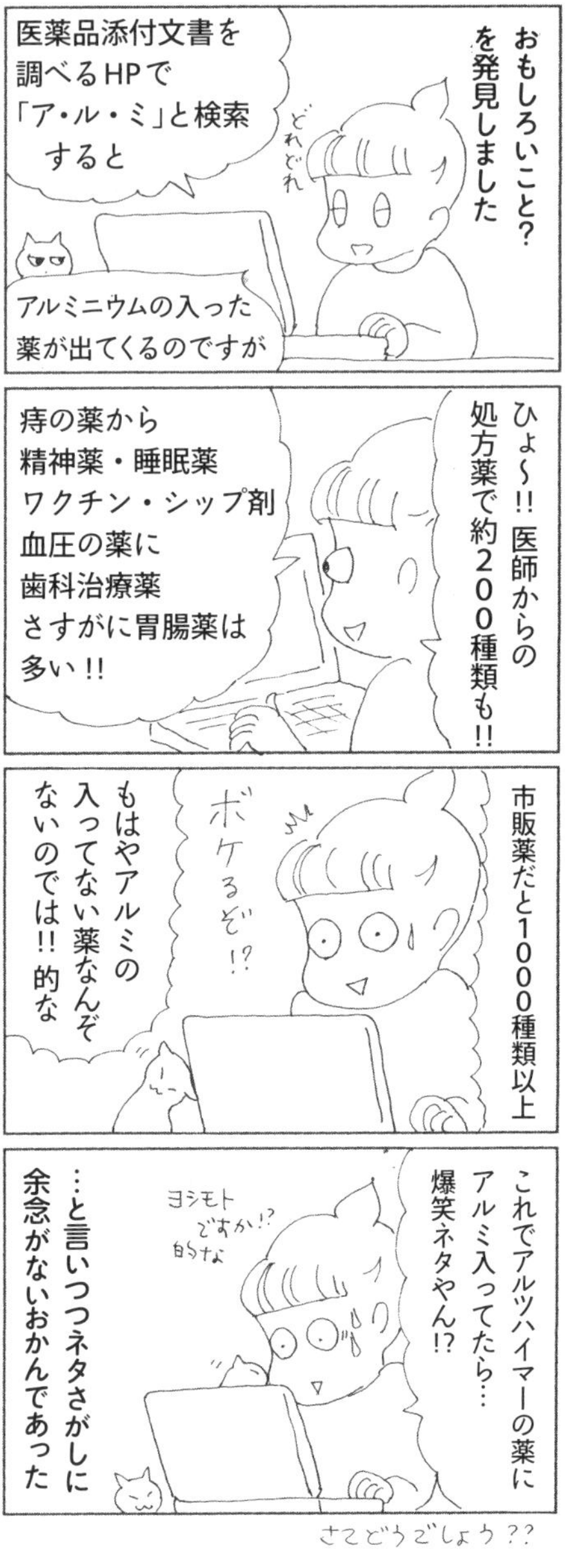
おもしろいこと?を発見しました
どれどれ
医薬品添付文書を調べるHPで「ア・ル・ミ」と検索 すると
アルミニウムの入った薬が出てくるのですが
ひょ〜!! 医師からの処方薬で約200種類も!!
痔の薬から
精神薬・睡眠薬
ワクチン・シップ剤
血圧の薬に
歯科治療薬
さすがに胃腸薬は
多い!!
市販薬だと1000種類以上
ボケるぞ!?
もはやアルミの入ってない薬なんぞないのでは!! 的な
これでアルツハイマーの薬にアルミ入ってたら…爆笑ネタやん!?
ヨシモトですか!? 的な
…と言いつつネタさがしに余念がないおかんであった
さてどうでしょう??

さて、昨今「アルミ」の問題が取りざたされ、お菓子など、子どもが好みそうな食品に入っているアルミニウムについて多くの人が語り始めたようです。東京都健康安全研究センターは、ホットケーキやパウンドケーキを週に1個食べるだけで、幼児ではアルミニウムの摂りすぎになってしまう場合があることを発表しています。

アルミニウムは従来、摂取しても体外に排泄されてしまうため毒性はないといわれてきました。しかし、その後の研究で、非常に微量でも有毒であることがわかり始め、とくに神経系統に影響を与えるという指摘が増えてきました。ワクチンにもアルミニウムが入っています。

また、われわれが飲む水道水を浄化するための浄化処理剤としても一般に使われています。米国の臨床栄養学では、血液1リットルの中に100～200マイクログラムのアルミニウムが体内に蓄積されていると、神経系統に何らかの支障が現れ始めるとされています。

怖い話を知って、胃が痛くなってきました？

胃薬にも、アルミニウムが入っているものが多いんですね。凄惨剤、いや制酸剤として入っています。そのうえ市販薬の説明書には「アルミニウム入り」とは書いていません。たとえば、「メタケイ酸アルミン酸マグネシウム」……まぁこれは「アルミ」の文字が入ってますが、「合成ヒドロタルサイト」となると、もうアルミと結びつかないでしょう？　ほかにも「スクラルファート」もスマートな感じの名前だけどやっぱりアルミ入りです。

あー、読んでたら頭痛がしてきました？

頭痛薬にも、アルミニウムが入っているもの、多いんですね～。

もう、怖くて汗が出てきちゃいました？

制汗剤にも、アルミニウムが入っているもの、多いんですね～。

これは、フッ素が多くのものに入っているのと同じ理屈です。アルミニウムもフッ素ももともと産業廃棄物。なぜそんなものが多くの商品に入っているかわかりますか？

風邪よりも10倍危険な「風邪薬」

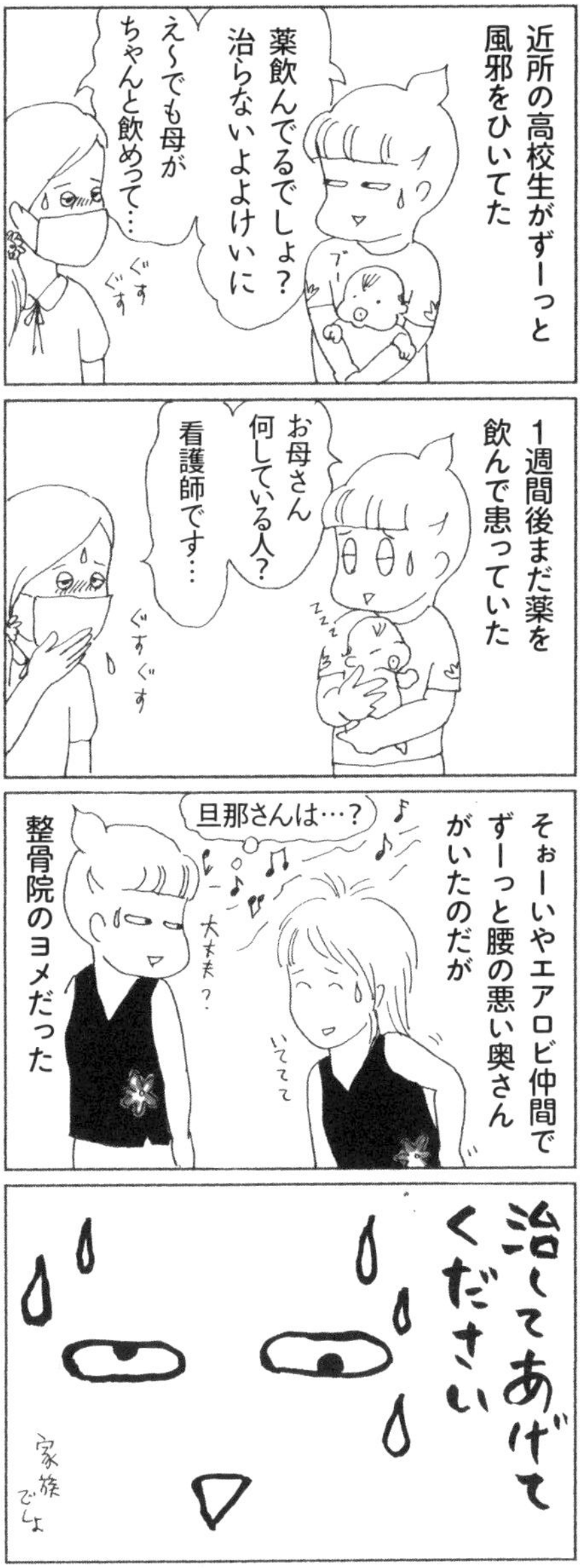
近所の高校生がずーっと風邪をひいてた
薬飲んでるでしょ？治らないよよけいに
え～でも母がちゃんと飲めって…
ぐすぐす
1週間後まだ薬を飲んで患っていた
お母さん何している人？
看護師です…
ぐすぐす
そぉーいやエアロビ仲間でずーっと腰の悪い奥さんがいたのだが
旦那さんは…？
大丈夫？
いててて
整骨院のヨメだった
治してあげてください
家族でしょ

多くのママさんたちは、風邪を引いたら、市販の風邪薬でなんとかしようとするようですが、それって何も意味がないだけでなくて、むしろ風邪を悪くする可能性さえあることをご存知ですか？

まず市販の風邪薬は解熱鎮痛薬が基本です。しかし、鎮痛薬とは「鎮痛剤中毒」という有名な言葉があるくらい常習性があり、飲むほどに痛みが増すことがままある危険な薬です。感染症（風邪など）においては解熱作用があるので免疫力が低下し、風邪の治りは悪くなりますし、最悪の場合はこじらせて死ぬこともありえます。さらに、副作用として、胃潰瘍や腎障害もよく現れるものです。

人が発熱するというのは、免疫を発揮してウイルスや菌を殺すための反応です。にもかかわらず、目先の不快感を解消することだけを目的に熱を下げてしまうことは、実は風邪の治りが悪くなったり万年風邪の原因になったりするのです。

さらに市販の感冒薬は咳止めなどの別成分が入っていることもあるので、さらに治癒を妨げる作用があります。

浜六郎氏の『新版のんではいけない薬』（金曜日）の中には、動物実験で細菌やウイルスに感染させた場合、何も飲まなければ死亡率は9・3％であったのが、解熱鎮痛薬を使ったら45・8％まで上昇したという調査結果が紹介され、浜氏は解熱剤は風邪そのものよりも10倍危険であるとしています。つまり、子どもに熱があるからとすぐに下げるということは、良いことをやっているつもりでも、じつは虐待に近いのかもしれません。

とくに子ども用の風邪薬は薬の成分だけでなくシロップ＝砂糖や甘味料が入っていますので、より危険性が高まります。

でもいまのママさんたちは学校に行かせるためとか、自分が看護するのが嫌だとか、そんな目先の利益を追うのが大好きなんですね。

人工のタバコと自然のタバコはどう違うのか？

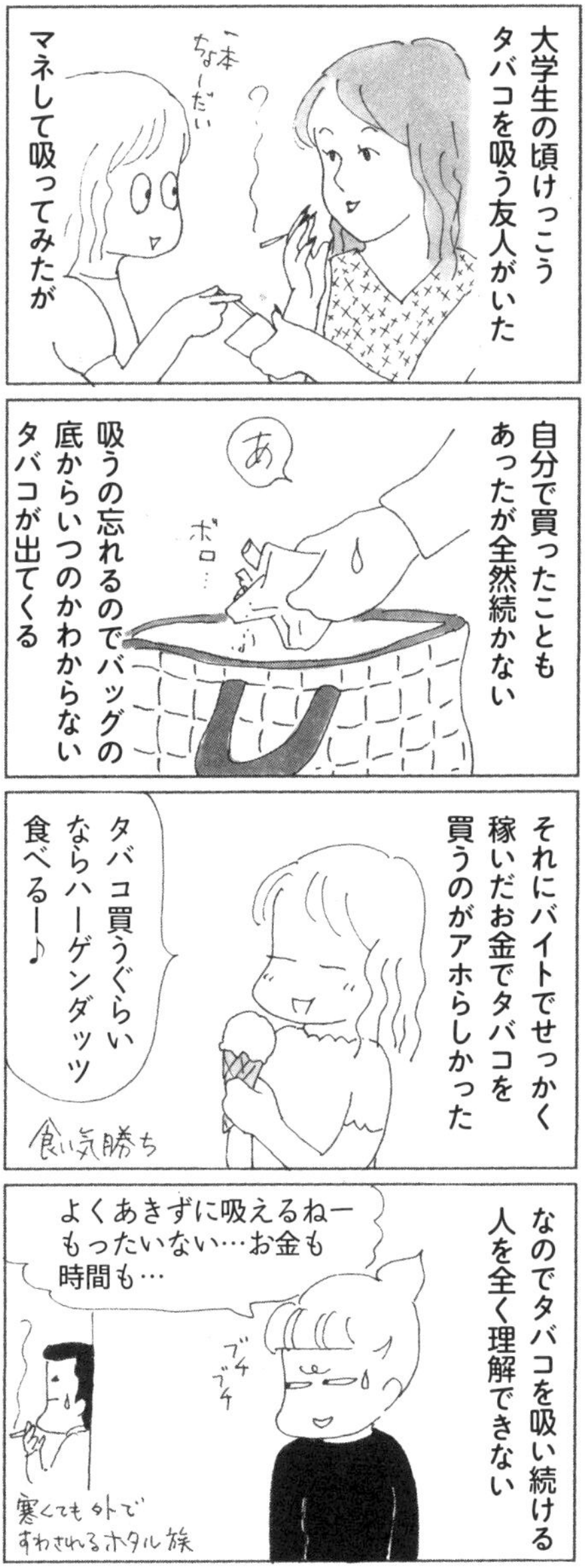
大学生の頃けっこう
タバコを吸う友人がいた
一本 ちょーだい
マネして吸ってみたが
自分で買ったことも
あったが全然続かない
あ
ポロ…
吸うの忘れるのでバッグの
底からいつのかわからない
タバコが出てくる
それにバイトでせっかく
稼いだお金でタバコを
買うのがアホらしかった
タバコ買うぐらい
ならハーゲンダッツ
食べるー♪
食い気勝ち
なのでタバコを吸い続ける
人を全く理解できない
よくあきずに吸えるねー
もったいない…お金も
時間も…
ブチブチ
寒くても外で
すわされるホタル族

タバコに大きな害があることは今さら私が指摘するまでもないでしょう。しかし、タバコを吸っている人はニコチン依存症なので、害について自覚したとしてもやめられないところがあります。

ところで、タバコに関してＦＤＡや医療当局があえて話題にしないことがあります。それは、自然のタバコ（よーするに自然の無農薬葉巻）と化学物質が混ぜられ「加工」された人工のタバコには大きな違いがあるということです。葉巻と「タバコ」は同じものだと思っている人がいますが、それは明らかな間違いです。葉巻は「植物」ですが、タバコは致死的な合成化学物質を加えられた、高度に加工された「病気製造物」なのです。ちなみに人工のタバコには600種類近い合成化学物質が含まれています。

基本的に自然の葉巻であっても健康上の危険がないわけではないでしょう。しかし、たとえばイギリスの研究では葉巻を吸った人と吸わない人のあいだにまったく差がなかったことも伝えられています。これは人工のタバコとは比べ物にならないリスクの少なさであり、こうした事実が隠蔽されるのは米国タバコ協会と米国医師会がタッグを組んだ金儲けと病気づくりのためなのです。

「タバコでガンになる」という決まり文句はだれでも聞いたことがあるでしょうが、これは一面的には嘘であるということです。つまり、現代のタバコにおいては別のものがガンを引き起こします。とくに数ある添加物の中でも糖質、つまり砂糖を加えられていることがタバコの発ガン性を著しく増大させます。実際イギリスやアメリカではかなりの糖質が加えられており、それに比例してガンの発生率が増したとする研究者もいます。

私は自然の葉巻であっても吸うことはありませんし、個人的には自然のタバコにも健康リスクはあると思っていることを、念のため補足しておきますね。

タバコよりも危険な禁煙薬

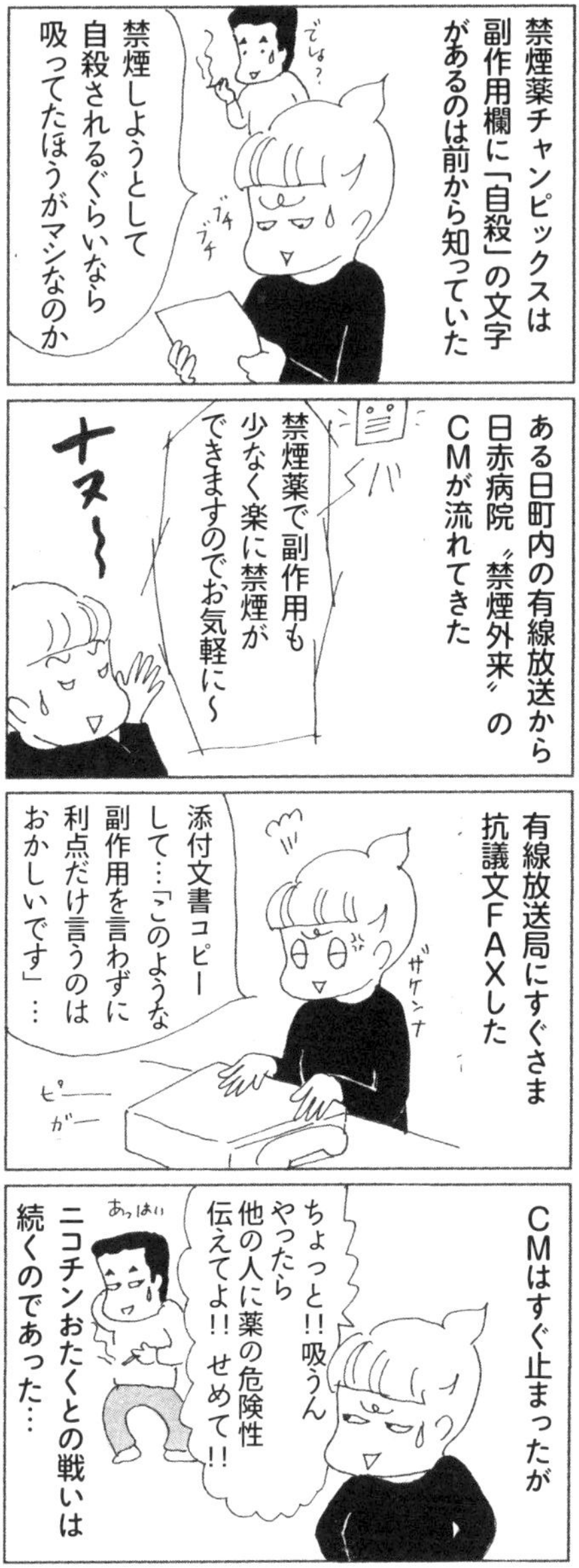
禁煙薬チャンピックスは
副作用欄に「自殺」の文字
があるのは前から知っていた
でしょ?
ブチブチ
禁煙しようとして
自殺されるぐらいなら
吸ってたほうがマシなのか
ある日町内の有線放送から
日赤病院〝禁煙外来〟の
CMが流れてきた
禁煙薬で副作用も
少なく楽に禁煙が
できますのでお気軽に〜
ナヌ〜
有線放送局にすぐさま
抗議文FAXした
添付文書コピー
して…「このような
副作用を言わずに
利点だけ言うのは
おかしいです」…
ザケンナ
ピー
ガー
CMはすぐ止まったが
ちょっと!! 吸うん
やったら
他の人に薬の危険性
伝えてよ!! せめて!!
あっはい
ニコチンおたくとの戦いは
続くのであった…

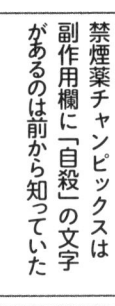

タバコの煙に、ダイオキシンに似た毒性を持つ化学物質が大量に含まれている可能性が高いことを、北村正敬・山梨大教授らが米医学専門誌に発表しています。喫煙者は肺ガンなど健康を損ねるリスクが高いのですが、このダイオキシン類似物質の作用が、リスクを高める要因の一つと考えられるそうです。国が定めたダイオキシンの耐容1日摂取量は、体重60キロの人で240ピコグラム（ピコは1兆分の1）だそうですが、この研究による換算値ではタバコ1本の

煙で、18・5〜51・2ナノグラム（ナノは10億分の1）と100〜200倍にのぼると、読売新聞が2006年に記事にしています。

さて、こういうことを勉強していくと、喫煙者の方は本気で「禁煙しなきゃ」と決意されるかもしれません。そのときに頼りにする禁煙の飲み薬といえばチャンピックス（バレニクリン）が有名ですが、これってどんな薬なのかご存知でしょうか。

2007年11月、FDAは、禁煙のためにバレニクリンを服用中の患者に、自殺念慮・自殺行為・奇異行動・眠気を含むいくつかの重大な副作用が見られたという市販後の調査報告を発表しました。2008年2月1日、FDAはこの件について「Chantix（バレニクリンのアメリカでの商品名）と重大な神経精神医学的症状に関連がある可能性がさらに強まった」と警告を発しています。

2008年5月、ファイザー社はバレニクリンの医薬品安全情報を「一部の患者において行動変化・激越・抑うつ気分・自殺念慮・自殺行為が報告されている」と改訂しました。2009年7月1日、FDAは、バレニクリンを同局のもっとも強い安全上の警告である「黒枠警告」に移動しました。FDAのAERS（有害事象報告システム）のデータでは、2位の抗うつ薬プロザックの10・9倍を大きく引き離し、18・0倍と世界中の薬の中でもっとも殺人や暴力など他害行為の危険性を高める薬であることが明らかになっています。

タバコも危険なら、禁煙薬も危険って、続けるのもやめるのも地獄ですね。

カフェインとアルコールの長所と短所

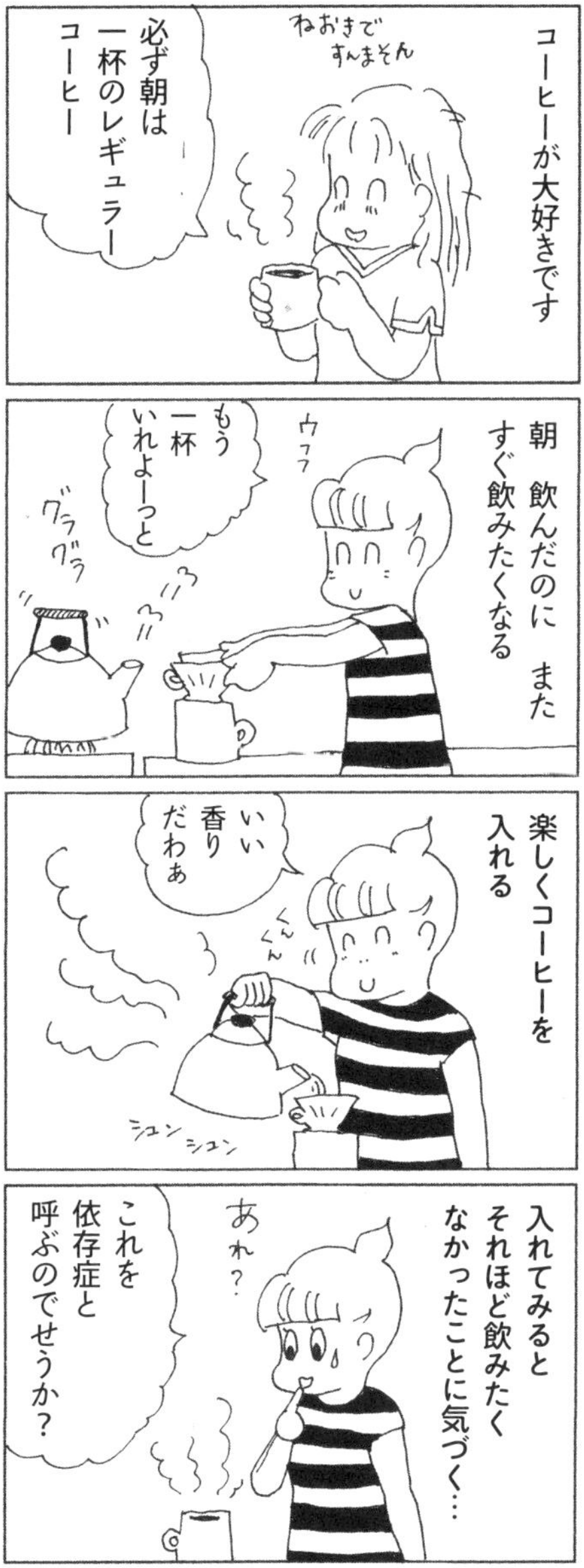
コーヒーが大好きです
ねおきで すんまそん
必ず朝は一杯のレギュラーコーヒー
朝 飲んだのに また すぐ飲みたくなる
ウフフ
もう一杯いれよーっと
グラグラ
楽しくコーヒーを入れる
いい香りだわぁ
くんくん
シュンシュン
入れてみるとそれほど飲みたくなかったことに気づく…
あれ？
これを依存症と呼ぶのでせうか？

タバコと対をなし、精神作用性がある物質の代表格というと、やはりアルコールとカフェイン含有の飲み物です。ここでは市民ジャーナリストのマイク・ドンカーズの記事から要約し、これらの注意点を述べたいと思います。

カフェインとアルコールも、糖の仲間であり、やはり血糖を上げる性質があります。健康に心がけるなら、1日にブラックコーヒーは2杯までにしたほうがいいでしょう。

緑茶にもカフェインが入っていますが、コーヒーより含有量も少なく、ゆっくりと血液中に放たれるため、カフェインの良い面だけを摂り込み、悪い面は除外してくれるといえます。緑茶は良い意味で免疫システムを刺激し、ガンの予防効果が期待できたり、心臓にも良いことがわかっています。これに対して、コーヒーのカフェインは、血液中に放たれるスピードという意味で、直接糖と見なすべきかもしれません。まさにこの性質のために、朝一番でコーヒーを飲むと、脳を叩き起こすことができるのです。だから、飲むなら緑茶がいいと外国人のマイク・ドンカーズさえ勧めています。

アルコールも、カフェインと同じような働きがあります。残念ながら、血液中にゆっくりとアルコールを放つアルコール製品は存在しません。アルコールは、血糖に直接影響を与えるので、やはり直接糖と見なすべきでしょう。少量であれば、免疫や体調に良い効果を及ぼすとされ、これについては賛否両論あるものの、私はおそらく間違っていないだろうと考えます。

しかし、みなさんご存知のように、アルコールも依存症をもたらす物質ですから、限度を超えたり自我が弱いと猛毒に変身します。アルコールは認知能力低下だけでなく、肝硬変、慢性膵炎、食道ガンなどにも密接に関与し、肉体機能を低下させる要素があります。

情報社会なのですから、これらをすべて理解したうえで、自己の責任のもとにたしなんでいただきたいと思います。アルコールが原因で病気になった時に病院に行くなんて、タバコで病気になって病院に行くくらい恥ずかしいことだと思いますよ。

第9章 社会毒を避ける&排毒する技術

これだけは実践したい、社会毒の避け方

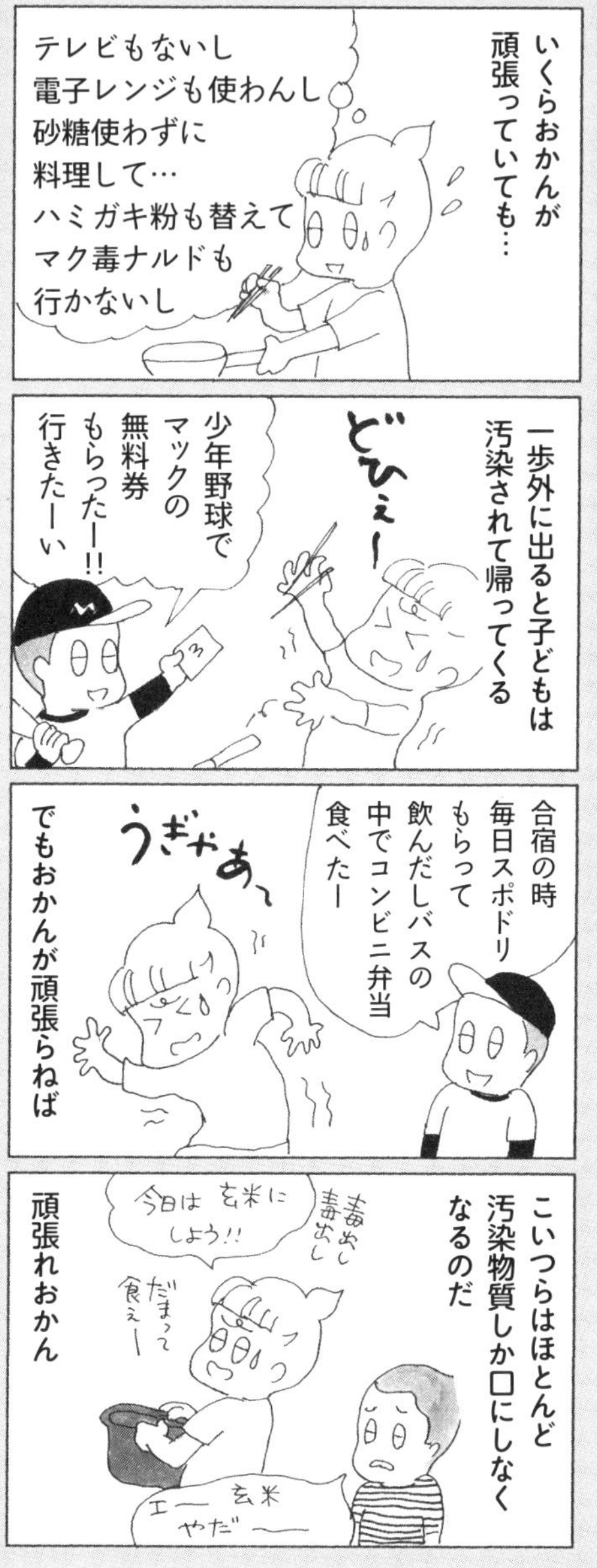
いくらおかんが頑張っていても…
テレビもないし 電子レンジも使わんし 砂糖使わずに 料理して… ハミガキ粉も替えて マク毒ナルドも 行かないし
一歩外に出ると子どもは汚染されて帰ってくる
どひぇー
少年野球でマックの無料券もらったー!! 行きたーい
合宿の時毎日スポドリもらって飲んだしバスの中でコンビニ弁当食べたー
うぎゃあ〜
でもおかんが頑張らねば
こいつらはほとんど汚染物質しか口にしなくなるのだ
毒出し毒出し
今日は玄米にしよう!!
だまって食えー
エー 玄米やだ〜
頑張れおかん

ここまで読んで、食べるものも住むところもろくなものがなく、もはやどうしようもないと考える人もいるでしょう。これは事実を知れば知るほど、だれもがたどり着く思いであり、私もそれと同じ考えを持ちながら活動しています。それらを踏まえて、われわれはいったいどうすべきかというのをいくつかに分けて書いてみたいと思います。

私が唱えている「医学不要論」の中には、3つの輪という方針があります。栄養学者のロジャー・ウィリアムス博士は生命維持のために、必須アミノ酸やビタミン、ミネラルなど46種類の栄養素がバランスよく摂られていることが大切だとし、この栄養素が協調している様子を「生命の輪」と表現しました。私はそこに、46種以外の酵素類とか食物繊維、常在菌などの有用な栄養素で構成される輪と、自立を旨《むね》とする精神の輪という2つの輪を加え、3つの輪という表現を用いています。そして、この3つの輪こそが常に生命と健康の根幹を成すものだと考えているのです。

それは食事だけに気をつかっていてもダメですし、排毒だけを心がけても十分ではないわけですが、ここでは身近な対策として今から何ができるのかを中心に示してみます。すべてを避けるのはそもそも不可能な世の中ですから、まずはそれぞれがそれぞれでできる範囲からやることが重要でしょう。金銭的な問題と直結するので、無理に意識しすぎると窮屈になってしまいます。

●買うときに食品添加物をできるだけ避ける。ネットなどで質の良い健康ショップ、自然食品の店を探す。

●無農薬の野菜を探す努力をする。ただ、日常的な食材なのでそれにお金をかけすぎないようにすること。

●肉は良い豚肉や良い鶏肉を主体に考える。まず肉の摂取自体を減らしていきながら、アメリカ牛やブラジル鶏など危険なものを排除していく。

●魚は産地と青魚を重視する。野菜同様に質の良い魚屋を探すこと。

●全部を食べる（一物全食）ように意識する。加工品を避け、さらに美味しいものだけ、軟らかいものだけではなく、すべてを食べる。

●甘いもの（砂糖、甘味料）は避ける。これは徹底的に行なう。

●塩、酢、コショウ、油、醤油、味噌など調味料を厳選する。これも徹底的に行なうこと。これに関してはかかる費用もそれほどではない。

●水は浄水器で濾過する。わざわざ高い浄水器を買わなくてもよい。

●シャワーにも浄水器をつける。これについても高いものは必要ない。

●フッ化物やサッカリンなしの歯磨き粉を使う。これも徹底して行なう。

●マクドナルドやロッテリアなどのジャンクフードは食べず、チェーン店での食事も避ける。また、コンビニの食品は食べない。これも徹底的に行なう。

●トクホ商品や甘味料や異性化糖入りのジュースは飲まない。

●電子レンジは温める最終手段であり、基本的に使わない。基本は湯煎したり火で加熱しなおしたりオーブントースターなどをうまく活用すること。

●牛乳や乳製品を避ける。乳製品が好きなら豆乳にしたり、発酵系の乳製品のみにするなど工夫をする。
●トランス脂肪酸を常に避けるよう注意する。油やバターなどにもこだわる。
●赤ちゃんのための粉ミルクは母体が思わしくないときだけに限定し、粉ミルクの成分を必ず確認する。
●子どものための消毒薬や石鹸や洗剤などを必ず見直す。これはほとんどお金をかけず実践できる。
●子どもに携帯電話は使わせない。子どもがゲームをしたがる場合は、殺人・殺戮的なゲームはさせない。

もっとこだわっている人もいますが、過剰にこだわりすぎるとコストの問題も出てきます。私はといえば、ここにあげたくらいは実践していますが、むしろ全体的にコストは下がっているくらいです。いちばん大きな要因としては食べすぎないことが寄与していると思います。

さらにいえば、これらの実践で体調がすぐれ、病院に行くことがほとんどなくなれば、大きなコストカットになるうえ、不必要な医療保険などの費用もカットできます。

慣れてきて、自力でいろいろと調べたり、独自のルートを見つけたりすることで、自然とより安く済ませられるようになるでしょう。最初から勉強もしないで安く済まそうという考えが一つのわがままであるということを理解する必要があります。

医学に頼らない、医者に頼らない

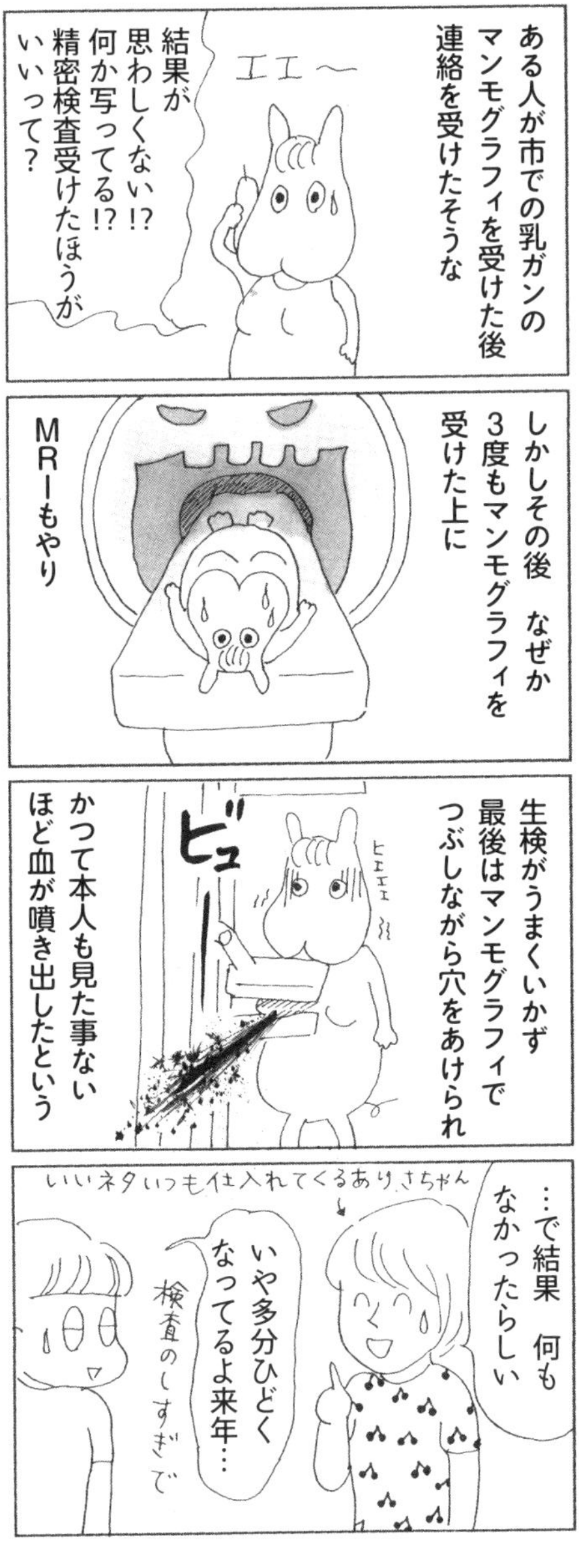
ある人が市での乳ガンのマンモグラフィを受けた後連絡を受けたそうな
エエ〜
結果が思わしくない!? 何か写ってる!? 精密検査受けたほうがいいって?
しかしその後 なぜか3度もマンモグラフィを受けた上に
MRIもやり
生検がうまくいかず最後はマンモグラフィでつぶしながら穴をあけられ
ビュー
ヒエエエ
かつて本人も見た事ないほど血が噴き出したという
いいネタいつも仕入れてくるありさちゃん
…で結果 何もなかったらしい
いや多分ひどくなってるよ来年…
検査のしすぎで

健康な暮らしを送るために、どうしても自覚しておかなければならない事実があります。それは医学に頼っても医者に頼ってもいけないということです。さらにいえば薬学に頼ってもいけないし農業学（いわゆる農薬や有機肥料の技術という意味での）にも頼ってはいけないのです。

こういう主張をすると、多くの人は意味がわからないか、頭がおかしいと思うか、盲目的に全面否定するでしょう。しかし、これらはよく勉強して調べて探っていけばわかります。

これは違う言い方をすれば、洗脳される人というのは、決して知能レベルによって決まるものではないということです。むしろ一般的にいわれる「知能レベル」や学校の学力が低い人のほうが洗脳されにくかったりします。医者や医学はその意味でも典型的です。

現代の医学は人を治すために作られたものではありません。この点に関しては拙著『医学不要論』をお読みいただければと思いますが、もともと医学は人を助けるためのものではなく、人々が持っている「医学にすがりたい」という弱い気持ちに乗じて利益をあげているにすぎません。だから医学においてはたとえそれが代替医療でさえも、患者を飼い殺して長く通院させるという行為を繰り返します。代替療法と称されるものも（西洋医学よりは良くなるかもしれませんが）、しょせん同じ穴のムジナではないでしょうか？

もともと野生の動物は医学も医者も必要とはしていません。とはいえ野生の動物も病気になったり死んでしまうことはあります。そのような場合にのみ限定的に真の医学を用いるのであれば、医学にも医者にもそれなりの価値があるでしょう。しかし現実では代替療法を含めたすべての医学が、根本的問題ではなく「どう痛みをごまかすか」といった枝葉の治療にこだわっています。

「根本的な問題」とはまさに衣食住の問題であり、哲学や思想に関わる問題であり、そうした課題にこそ逃げずに取り組まなければならないのです。

あなたがもし健康になりたいなら

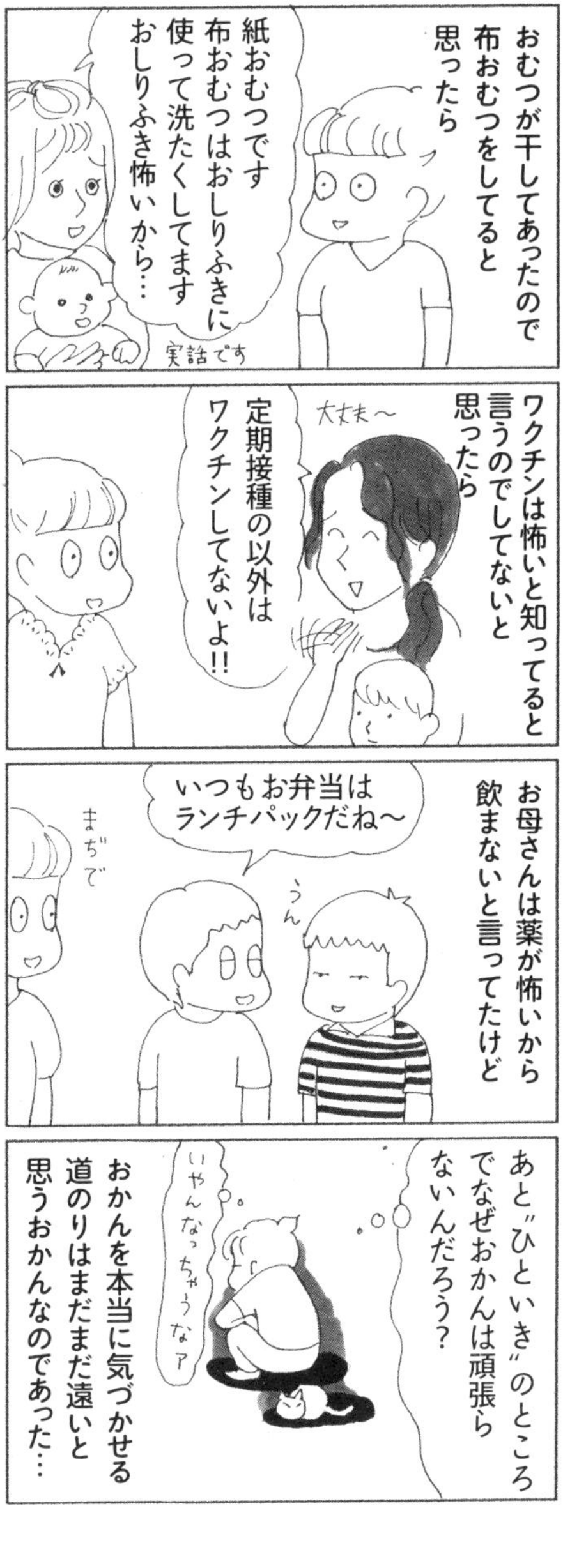
おむつが干してあったので布おむつをしてると思ったら
紙おむつです布おむつはおしりふきに使って洗たくしてますおしりふき怖いから…
実話です
ワクチンは怖いと知ってると言うのでしてないと思ったら
大丈夫〜
定期接種の以外はワクチンしてないよ!!
お母さんは薬が怖いから飲まないと言ってたけど
いつもお弁当はランチパックだね〜
うん
まぢで
あと"ひといき"のところでなぜおかんは頑張らないんだろう?
いやんなっちゃうなア
おかんを本当に気づかせる道のりはまだまだ遠いと思うおかんなのであった…

あなたがもし健康になりたいなら、もしくは家族を健康にしたいと本気で願うのなら、まずは知識を身につけ、人々が病気になる理由、その背景、その必然を理解することではないでしょうか。

ここで重要な問題があります。本書を手に取った方はそのような好奇心や向上心をお持ちだと思いますが、それでも専門家であり医師である私が書いた本書を読んでいる段階で、やはり権威に従属しているのだということを自覚してください。

この世には専門家しかわからないことがある、なんてのはとんでもない大嘘です。現代においては専門家こそが大嘘つきですし、たとえまともな専門家であっても最初はみんなド素人なのです。しかし人々は必ず言い訳として「私は専門でないからわからない」などと言います。そんなセリフを吐く時点で、自分で自分を奴隷にしているのだということに気づきません。受動的にだれかの情報を求めている限り、あなたにも家族にも健康が訪れることはないのです。

もう一つ重要な考え方があります。毒を完全に入れないというのはもはや不可能な状況のため、解毒的な思考、いわゆる「デトックス」という考え方や手法が大事になっています。私のクリニックでは低温サウナを中心とした「汗」による解毒を重視しています。

●大便（腸モミ運動、腸内細菌の見直し、食物繊維の摂取により便からの毒素排出促進）
●小便（水分の摂取、ミネラルの摂取などによる水溶性毒素の排出促進）
●汗（解毒率は低いが、脂肪やさまざまな毒を人為的に排出することができ医学的治療に向いている）
●爪、髪など

断食の効果は解毒というより、体内に毒（さまざまな食物に含まれる毒）を入れず、体内に残った毒の分解を促進するという考え方が基本です。断食をしたから無理やり外に出てくるというものではないのです。また医学的に、向いている病態と向いていない病態がありますので、その点はご注意ください。

ママたちが真剣に考えるべきこと

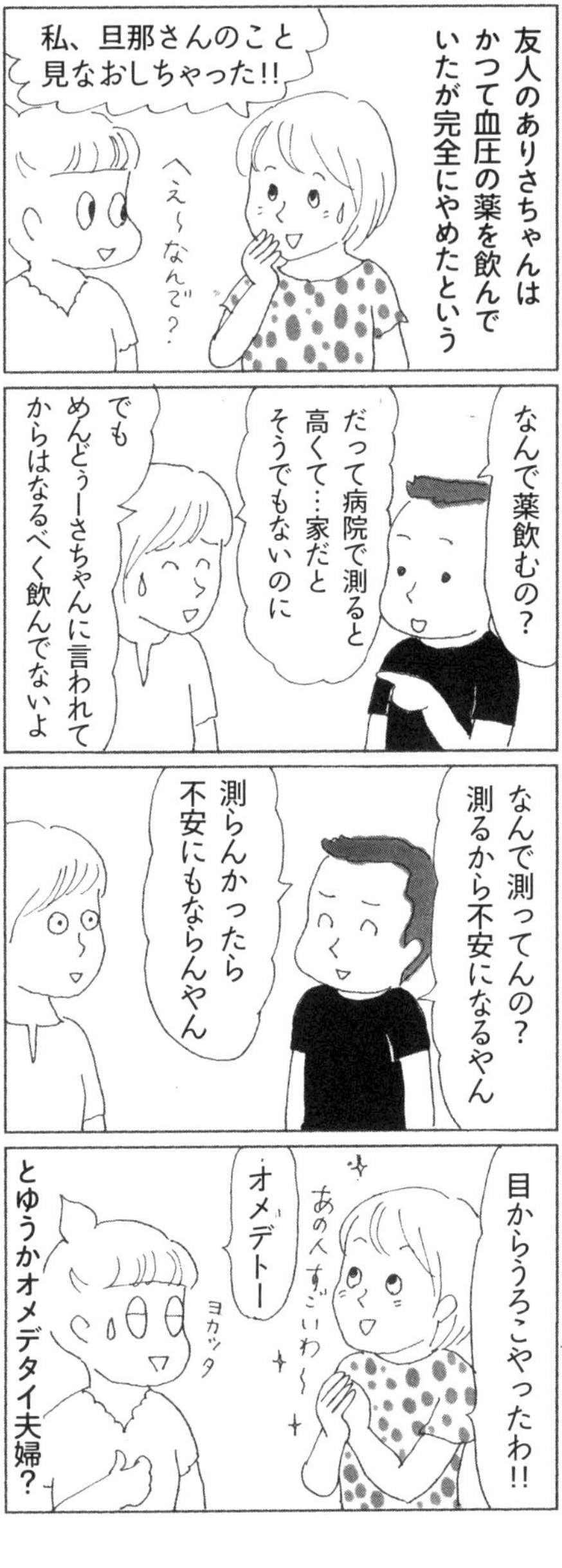
友人のありさちゃんはかつて血圧の薬を飲んでいたが完全にやめたという
私、旦那さんのこと見なおしちゃった!!
へえ〜なんで?
なんで薬飲むの?
だって病院で測ると高くて…家だとそうでもないのに
でもめんどぅーさちゃんに言われてからはなるべく飲んでないよ
なんで測ってんの?測るから不安になるやん
測らんかったら不安にもならんやん
目からうろこやったわ!!
オメデトー
あの人すごいわ〜
ヨカッタ
とゆうかオメデタイ夫婦?

ほとんどの親たちは本書で述べてきた社会毒について何一つ考えていません。そして、少しだけ考える親は毒を避けようと努力はするものの、本質的に何を変えればいいのかということまでは考えません。いったい何を食べればいいのか、いったい何を使えばいいのかと考えることと自体がナンセンスなことに気づいていません。

毒物に溢れた社会と対立する概念は「自然に生き、自然に死ぬ」ということだろうと思います。ただ文明が発展した現代ですべてにおいて自然に戻るということは不可能でしょう。それらを前提にわれわれはいったい何をすべきであるかを考えねばなりません。

もっとも重要なこと、それはいかに生きるかを考えるとともに、この世界をどう変えればいいかをほかならぬママや子どもたちが考え、そしてそれを具体的に実行しようとすることです。自然食品を食べていればよい、自分だけ助かればよいというのは一つの傲慢《ごうまん》であり、仮に自分や家族が助かっても結局、地球がボロボロになってみんな滅んでしまっては意味がないはずです。砂糖や遺伝子組み換え食品を避けること、ワクチンを打たないことさえ、地球上のすべての生物や子どもたちにとっては対症療法にすぎないのです。本質的な治療とは、それらを地球上のいかなる場所にも存在しないようにすることです。

それは医者ごときに務まる仕事ではありません。子どもを産むことができる唯一の存在である母にしかできないことであり、一切の常識や体裁など持たない純粋な子どもだけに発想することが許されていることです。

みなさんにとって重要なのは、ファッション雑誌やテレビのドラマやブランド品や、化粧や美容やスタイルにこだわることではありません。そのようなことはこの世がもっと「生物としてまとも」な世の中になってからやってもらえば結構です。みなさんが子どもを守りたいと思うのであれば、今のような状況に甘んじている限りそれを言う資格はありません。たとえ完遂できなくても、それを目標とし日々それに時間を費やさないでどうするというのでしょう?

エピローグ

前作『医学不要論』でも書きましたが、私の精神を占める基本的な思想は虚無主義（ニヒリズム）です。ひと言でいえば「この世のすべての物事に価値はなく、人間が行なっているすべての物事に価値はない」という思想だと思います。これを悲観的すぎるものの見方だと言う人がいますが、この世界は現在のところ本当に価値あるものなのか、この本の内容を追っていって自信を持ってそう言える人が存在するのでしょうか?

私が人生で虚無主義を強めていく中で、二つだけ虚無主義を遠ざける事柄がありました。一つは妻と結婚したことであり、一つは娘が生まれたことでした。じつは私は研修医の次の年には結婚しましたので、比較的若年で結婚した部類ですが、しばらくのあいだ子どもは作りませんでした。子どもは、できなかったのではなく作らなかったのです。虚無主義である私にとって、子どもなどは何の価値もない存在だったからです。

そんな私を慮《おもんぱか》ってか、妻もあまり積極的に子どもを欲しがりませんでしたが、年齢が高まるにつれてそのような会話をするようになりました。どちらかというと私が根負けして子作りを始めましたが、子作りを始めてすぐに授かったというのはある意味において幸運だったのかもしれません。

子どもが生まれると人生観が変わるというのは多くの人が指摘していることですが、これはまさに私にとっても当てはまりました。この世のすべてに価値はなく、この社会システムのすべてに価値はなく、大人が営んでいるすべての物事に価値はなくても、とりあえず生まれてきた子どもには価値があるのではないかと思えるようになりました。

私は価値観においてかなり変貌しました。ある意味において、私自身が生物であり、生をつなぎ種を保存するという役割を背負っていることを忘れて、人間の常識に染まっていたということになるでしょう。

この本を書いている現在、娘は3歳半になります。私の中でもっとも大きな変革が訪れたのは子どもの誕生がきっかけであって、ほかの活動家と比べても何かに気づいたのが特別に早かったわけではありません。

私は娘が小さいころに（彼女はもちろん覚えていないでしょうが）私にかけてくれた言葉を忘れることは一生ないでしょう。もともと忘れやすくてチャランポランな私にここまで強く記憶させる、愛のような陳腐なものではない何気ない言葉は、私のすべてを大きく変えました。そして、むしろ遅咲きの活動家が一気に先鋭化して、気づけば周りより「キチ〇イ」な医者になってしまったということかと思います。

子どもが生まれる前からそうだったのですが、生まれた後はとくに強く「ガイア論」を意識するようになりました。ガイア論とは地球と地球上の各生命体は相互に関係し合い環境を作りあげているとする概念であり、地球を人体の相似形とみることもあります。自然治癒力があり、病気があり、それを攻撃するものがいます。現在地球を攻撃する筆頭が人間であって、それにのっとって書くのであれば、人間ほどに地球にとってのガン細胞や悪性ウイルスである存在はありません。これも一つの虚無主義的な考え方の延長線上かもしれません。

これらを前提として考えている私の概念とは、この世界の中でいかに子どもを守るかということ、そしていかに地球を守るかということであって、おそらくこの本を読んでいる多くの大人たちを守ることではありません。この目的に反するものは極論すればすべて私の敵であり、私がもしこの地球の大王であるならば滅ぼすべき存在なのです。

男親である私が言うのもおかしな話かもしれませんが、私は自分の娘と60億人の地球人のどちらを選ぶかといわれれば、間違いなく前者を選ぶでしょう。自分の命と子どもの命のどちらを選ぶかも考えるまでもなく、子どもたちと大人たちのどちらを選ぶかも考えるまでもありません。

本来子どもを殺そうとするのが支配者層の考え方ですが、仮に支配者層が子どもを守るように地球を守るようになったら（もちろん本質的にですが）、私は間違いなく彼らの味方でも何でもするでしょう。しかし実際にはそうならないのは、過去から現在に至るまでずっと大金持ちたちが真逆のことをしてきたことからも明らかです。

どうして現代の親たちは子どもを守るためにもっともっと勉強して、この世界を変えるために動こうとしないのか、私には理解できません。それこそが私を虚無主義に陥らせてきた最大の要因です。

どうか親たちよ、もう少し考えてみてください。この世界が雑多な人間社会である限り、完璧などというものが訪れないことはわかります。しかし、現代の社会はあらゆる面において、偽善と悪と金銭洗脳と奴隷主義と、エゴと無努力と無行動が浸透しきっています。

あなた方はもはやつまらない仕事に従事している暇はないのです。お金やブランドや権威に踊らされている暇もないのです。あなたがこの世界を変えないで、この世界に小さな変革が訪れることさえないのです。政治家や経済人になどだれも期待できないことは私が述べるまでもないことです。

あなた方が起こす大きなうねりにこそ虚無主義である私もほんの少しだけ期待をかけてみます。それがうねりにならないのであれば、やはり私は虚無主義のままで、困って泣きつくだけの多くの「グーミン」など見捨てるだけとなるでしょう。

２０１３年９月　　娘が生きていく世界が健全であることを願って

内海　聡

内海 聡◉うつみ・さとる
一九七四年、兵庫県生まれ。筑波大学医学部卒業後、内科医として東京女子医科大学附属東洋医学研究所、東京警察病院などに勤務。精神医療分野での活動において「病を悪化させる精神科医療」の現実を痛感。その全貌を明らかにした『精神科は今日も、やりたい放題』を世に問う。その後、『大笑い！精神医学』『医学不要論』『児童相談所の怖い話』など話題作の執筆活動および精力的な講演活動で〝医学の正体〟を伝えるべく奮闘中。

めんどぅーさ◉
本名・岡田樹代子。一九七一年、京都府生まれ。京都精華大学美術学部卒業後、イラストレーターとして活躍。関西出身&三児の母の主婦目線で「社会毒」にツッコミまくる。

三つの大洋、五つの大陸。「三五館」は地球です。

医者とおかんの「社会毒」研究

二〇一三年 十一月 四日 初版発行
二〇一三年 十二月二一日 四刷発行

著者 内海 聡
マンガ めんどぅーさ
発行者 星山佳須也
発行所 株式会社三五館《さんごかん》
東京都新宿区坂町21 〒160-0002
電話 03-3226-0035
FAX 03-3226-0170
http://www.sangokan.com/
郵便振替 00120-6-756857
印刷・製本 株式会社光陽メディア
©Satoru Utsumi 2013, Printed in Japan
ISBN978-4-88320-592-9
定価はカバーに表示してあります。
乱丁・落丁本は小社負担にてお取り替えいたします。

SANGOKAN

医学不要論
内海聡
現代医学の9割は不要！現役医師が医学の存在理由を問いかける問題作。誰も書けなかったイガクムラの実態が露わに。

大笑い！精神医学
内海聡
めんどぅーさ・マンガ
なぜ精神科はすぐ薬を勧めるの？なぜ発達障害が流行ってるの？…マンガ入りでわかりやすく&より過激に医学を疑う！

精神科は今日も、やりたい放題
内海聡
精神科は誤診が99％！　医学界内部から患者を作り出すシステムと薬漬け医療の実態を告発し、話題のベストセラー本。

児童相談所の怖い話
内海聡
「子どもを救う正義の味方」の恐るべき正体とは⁉　強大な権力を持ち、大暴走し続ける児童相談所の実態をスクープ！

遺伝子も腸の言いなり
藤田紘一郎
遺伝子で決まるのはたった5％。才能も寿命も腸が決めていた！遺伝子の常識を覆し、現代人に希望を届ける書き下ろし。

脳はバカ、腸はかしこい
藤田紘一郎
性的モラルがなく、意志薄弱なウヌボレ屋…そんな脳を支配するのは腸だった！常識の一歩先行く、悩ましい腸と脳の話。

食品業界は今日も、やりたい放題
小薮浩二郎
「この実態、放射能よりもよっぽど危険」添加物の研究開発に携わってきた化学者が、現場で目撃した業界の裏側を告発。

三つの大洋、五つの大陸。「三五館」は地球です。